南懷瑾文化

靜坐修道與長生不老

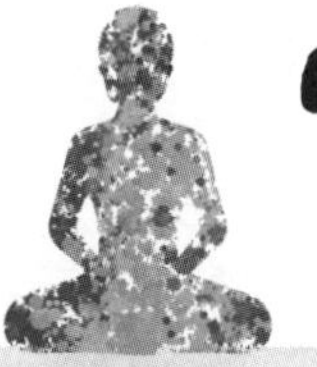

南懷瑾／講述

新版說明

本書的內容，原是許多短篇，從一九七〇年五月開始，連續刊登於《人文世界》月刊。由於各方的反應熱烈，於一九七三年集結成冊出版。

關於靜坐的法門，以往流行的兩本書，《因是子靜坐法》和從日本傳回的《岡田靜坐法》，內容都較簡單，而南師懷瑾先生所撰寫的這本有關靜坐方面的文章，則是集合了道家、佛家等各方面的資料與經驗，內容嚴謹精要，故而始終流行不衰。

一九八四年，朱文光博士將本書譯為英文，在美國由Samuel Weiser公司出版發行。後於國際書展時，被葡萄牙、義大利等國轉譯為該國文字。

此次再版，除重加訂正外，各種靜坐方式照片亦重新拍攝，並由學友何碧默（瑜珈教師）作姿勢示範。

另原附於書末，譯自《禪海蠡測》的〈修定與參禪法要〉一文，因完整譯本《禪海蠡測語譯》已經出版，此次即不再附錄。

劉雨虹 記

二〇一六年夏月

前言

人，充滿了多欲與好奇的心理。欲之最大者，莫過於求得長生不死之果實；好奇之最甚者，莫過於探尋天地人我生命之根源，超越世間而掌握宇宙之功能。由此兩種心理之總和，構成宗教學術思想之根本。西方的佛國、天堂，東方的世外桃源與大羅仙境之建立，就導致人類脫離現實物欲而促使精神之昇華。

捨此之外，有特立獨行，而非宗教似宗教，純就現實身心以取證者，則為中國傳統的神仙修養之術，與乎印度傳統的修心瑜珈及佛家「祕密宗」法門之一部分。此皆從現有生命之身心著手薰修，鍛鍊精神肉體而力求超越物理世界之束縛，以達成外我的永恆存在，進而開啟宇宙生命原始之奧祕。既不叛於宗教者各自之信仰，又不純依信仰而自求實證。

但千古以來，有關長生不老的書籍與口傳祕法，流傳亦甚普及，而真仙何在？壽者難期，看來純似一派謊言，無足採信。不但我們現在有此懷疑，古人也早有同感。故晉代人嵇康，撰寫《養生論》而力言神仙之可學，欲從理論上證明其事之真實。

嵇康提出神仙之學的主旨在於養生，堪稱平實而公允。此道是否具有超神入化之功，暫且不問，其對現有養生之助益，則絕難否認。且與中國之醫理，以及現代之精神治療、物理治療、心理治療等學，可以互相輔翼，大有發揚的必要。

一種學術思想，自數千年流傳至今，必有它存在的道理。古人並非盡為愚蠢，輕易受騙。但是由於古今教授處理的方法不同，所以我們今天對此不容易瞭解。況且自古以來畢生埋頭此道，進而鑽研深入者，到底屬於少數的特立獨行之士，不如普通應用學術，可以立刻見效於謀生。以區區個人的閱歷與體驗，此道對於平常注意身心修養，極有自我治療之效。如欲「病急投醫，臨時抱佛」可以休矣。

至欲以此探究宇宙與人生生命之奧祕，而冀求超凡者，則又涉及根骨之說。清人趙翼論詩，有「少時學語苦難圓，只道工夫半未全。到老方知非力取，三分人事七分天」之說。詩乃文藝上的小道，其高深造詣之難，有如此說。何況變化氣質，豈能一蹴而就，而得其圜中之妙哉！

本書的出版，要謝謝多年來學習靜坐或修道者的多方探詢，問題百出，使我大有應接不暇之感。乃以淺略之心得與經驗，掃除傳統與私相授受的陋習，打破丹經道書上有意隱祕藏私的術語，作一初步研究心得之平實報導。對於講究養生的人或者有些幫助。

在此尚須聲明，所謂「初步」並非謙抑之詞，純出至誠之言。要求更為深入，實非本書可盡其奧妙。如果時間與機會許可，當再從心理部分，乃至綜合生理與心理部分，繼續提出研究報告。

中華民國六十二年歲次癸丑淨名盦主記於臺北

目錄

長生不老確有可能

在我的一生中，有不少人無數次問過這些問題。一個做了幾十年醫生的人，如果沒有宗教家的仁慈懷抱，有時候真會厭惡自己「當時何不學春耕」，懶得再講病理；同時更會討厭求診治病的人存有頑強的主見，不肯合作。我雖然不是醫生，但實在缺乏耐性詳細解答這些迷惑的心理病態，有時候碰到別人問起這些問題時，我劈頭就說：你幾時真正見到世界上有長生不死的人？除了聽別人說的：某地某人已經活了幾百歲，廣成子、徐庶，都還活在峨嵋山和青城山上，絕對沒有一個人敢親自請出一位長生不死的神仙來見人。其次，我就要問：你認為靜坐便是修道嗎？道是什麼？怎樣去修？你為什麼要修道和靜坐？幾乎十個就有五雙的答覆，都是為了「卻病延年」與「消災延壽」。講到靜坐與修道，大多數都想知道靜坐的方法，以及如何打通任督二脈與奇經八脈，或者密宗三脈七輪等等問題。可是他們都忘記了為長生不死而修道，為打通任督等脈而靜坐的最高道理——哲學理論的依據。因為一個人為自己長生不死而修道，這是表示人性自私心理極度的發揮。如果打通身上的氣脈便是道果，那麼，這個道，畢竟還是唯物的結晶。道，究竟是心是物？多數人卻不肯向這裏去深入研究了。

那麼，人類根本沒有長生不死的可能嗎？不然！不然！這個問題，首先必須認識兩個不同的內容：

（一）所謂長生，就是「卻病延年」的引申，一個人瞭解了許多養生必要的學識，使自己活著的時候，無病無痛，快快活活的活著，萬一到了死的時候，既不麻煩自己，也不拖累別人，痛痛快快的死去，這便是人生最難求得的幸福。

（二）所謂不死，不是指肉體生命的常在，它是指精神生命的永恆。但這裏所謂的精神生命，究竟是什麼東西呢？它的本體，是超越於心物以外而獨立存在的生命原始；它的作用和現象，便是現有的生命和心理的意識狀態。至於精神的究竟狀況是什麼情形？那是另一個非常麻煩繁複的問題，留待以後慢慢的討論。其實，自古以來所謂的修道，乃至任何宗教最高的要求，都是要找到這個東西，返還到這個境界為目的，只是因文化系統、區域語言的不同，而使用各種不同的方法來表達它的意義而已。

那麼，道是可以修的嗎？「卻病延年」的「長生不老」之術，的確是有可能的嗎？就我的知識範圍所及，可以大膽的說：是有道可修，「長生不老」是有可能的。但是，必須瞭解，這畢竟是一件個人出世的事功，並非入世利人的事業。如果一面要求現實人生種種的滿足，同時又要「長生不老」而成神仙，那只有問之虛空，必無結果。《說郛》上記載一段故事：有一位名公巨卿，聽說有一個修道的人，已經活了兩百多歲，還很年輕，便請他來求教修道的訣竅。這個道人說：「我一生不近女色。」那位巨公聽了以後，便說：「那還有什麼意思，我何必修道。」其實，除了男女關係以外，現實人生的欲望，有些還勝過男女之間的要求，更多更大。同時，更必須瞭解，想要求得「長生不老」，這便是人生最大的欲望，當然也便是阻礙修道最大的原因了。一個人在世界上，要想學成某一門的專長，必須捨棄其他多方面的發展，何況要想達到一個超越常人的境界呢？道家的《陰符經》說：「絕利一源，用師十倍。」如果不絕世間多慾之心，又想達到超世逍遙之道，這是絕對不可能的事，至少，我的認識是如此，過此以外，就非我所知了。

靜坐的方法

至於問到靜坐的方法有多少種的問題，據我所知，只有一樁——靜坐。如果要說靜坐的姿態有多少種？那麼，它大約有九十六種之多。可是所有方法的共通目的，都是在求「靜」。那麼，「靜」，便是道嗎？否則，何以必須要求「靜」呢？這是兩個問題，同時，也是兩個不同的觀念，包括三個要點，不可混為一談。

（一）靜與動，是兩個對立的名辭，這兩個對立名辭的觀念，大而言之，是表示自然界物理現象中兩種對立的狀態。小而言之，它是指人生的活動與靜止、行動與休息的兩種狀態。道非動靜，動與靜，都是道的功用。道在一動一靜之間，亦可以說便在動靜之中。所以認為「靜」便是道，那就大有問題。

（二）求「靜」，那是養生與修道的必然方法，也可以說是基本的方法。在養生（包括要求健康長壽——長生不老）方面來說：一切生命功能的泉源，都從「靜」中生長，那是自然的功用。在自然界中，任何動物、植物、礦物的成長，都從「靜」態中充沛它生命的功能。尤其是植物——一朵花、一粒穀子、麥子等等的種籽，都在靜態中成長，在動態中凋謝。人的生命，經常需要與活動對等的便是休息。睡眠，是人要休息的一種慣性姿態，人生往復不絕的生命動能，也都靠充分的休息而得到日新又新的生機。

所以老子說：「夫物芸芸，各復歸其根，歸根曰靜，是謂復命。」「靜為躁君。」以及後來所出的道家《清靜經》等道理，乃至曾子著《大學》，以「知止而后有定，定而后能靜，靜而后能安，安而后能慮，慮而后能得。」等等觀念，都是觀察自然的結果，效法自然的法則而作此說。甚至，佛家的禪定（中國後期佛學，又譯為靜慮。）也不外此例。

（三）在精神狀態而言，靜是培養接近於先天「智慧」的溫床。人類的知識，都從後天生命的本能，利用聰明，動腦筋而來。「智慧」，是從「靜」中的靈光一現而得。所以佛家戒、定、慧的三無漏學，也是以靜慮

——「禪定」為中心，然後達到「般若」智慧的成就。

那麼，用什麼方法去求「靜」呢？這是一個非常可笑的問題，而人們都是那樣輕易的問出來。「靜」便是「靜」，用心去求「靜」，求「靜」又加上方法，那豈不是愈來愈多一番動亂嗎？若在禪宗來說，便可以直截了當的答：「君心正鬧在，且自休去。」這樣說來，「求靜」根本便錯了，或者說：可以不必求「靜」囉！那也未必盡然。不必陳義太高，但卑之而毋高論的說，一般人的心理和生理狀態，經常習慣於動態；在心理方面，如意識、思想、知覺、情感等，好比多頭的瀑布、澎湃的江河。真有「無盡長江滾滾來」的趨勢；在生理方面，血液的通行、神經的感受、氣息的運行，時時刻刻都會發生苦樂的覺受，尤其在靜坐的時候，如果身體早已潛伏有病根，它可能會發生痠、痛、冷、熱、脹、麻、癢等感覺，比起不靜的時候還要強烈。「樹欲靜而風不止」，心欲靜而動亂愈多，所以一般初學靜坐的人，往往發現自己的思慮營營，非常雜亂，甚至，比起不靜坐的時候，反而更加煩躁、不安；因此更加恐慌，認為自己不應該「靜坐」，或者加上武俠小說與民俗神話等的傳說，恐怕「靜坐」會「走火入魔」。其實，這都是不明道理，自己頭上安頭，錯加誤會，構成心理上的陰影。

靜坐的心身狀況

為了便於瞭解「靜坐」時有關心理與生理的問題，首先要從心理說起。人，為什麼想要「靜坐」？這當然有很多的理由，倘使說：「白頭歸佛一生心」，或者「我欲出離世間」，未免太過籠統。如果把它歸納起來，便如上文所說：為了「卻病延年」，希求「長生不老」，乃至說：為了「修道」，為了「養生」，為了「養心」等各種願望，總而言之，總有一個目的。

是誰產生這個目的？那當然會說：「是我。」那麼，是「我」哪方面的動機呢？一定說：「是心」——這裏所謂的心，大約包括了現代觀念的腦、意識、思想等等名辭。好了，既然是我「心」想「靜坐」，或者說「靜坐」先求「靜心」，何以在「靜坐」時，反而會覺得思慮營營，其心不能安靜呢？殊不知我人的心——意識、思想，由生到死，從朝到暮，根本就習慣於思慮，它猶如一條瀑布的流水，永遠沒有停止過；只是它與生命共同存在成習慣，自己並不覺得平常就有這許多思慮，一旦到了要「靜坐」的時候，在比較安靜，向內求靜的情況中，便會發覺自己的心思太亂。

其實，這便是「靜坐」第一步的功效。譬如像一杯渾濁的水，當它本來渾濁的時候，根本就看不見有塵渣。如果把這一杯水安穩的、靜靜的放在那裏，加上一點點的澄清劑，很快便會發現杯中的塵渣，紛紛向下沉澱。不是這杯水因為在安靜的狀態，而起了塵渣，實在是它本來便有塵渣，因為靜止，才被發現。又譬如一間房屋，平常看不見它有灰塵，當陽光忽然透過縫隙，才發現了光隙中有灰塵在亂舞紛飛，你既不要去打掃它，也不要用一個方法去掉它，只要不搖不動，不去增加，也不去減少它，慢慢的再靜止下去，它自然就會停止紛飛了。

但是在這裏最可能發生的問題，便是當比較安靜的情況來臨時，往往便會想睡眠，或者不知不覺，自己便進入睡眠的狀態。有了這種情形，又怎麼辦呢？那時，你要仔細審察，體會自己，倘使是從生理——身體的勞累，或者是心力的疲憊而來，不妨乾脆放身而眠，等待睡足了，精神爽朗時，再來「靜坐」。倘使發現心力和身體，並無疲勞的現象，那麼最好起身稍作運動，或者特別提起精神，作到始終保持適度而安穩的靜態才對。

哪一本是靜坐的最佳入門參考書

幾十年以前，要學「靜坐」的人，沒有明師（不是名師）指導，便不敢學「靜坐」，實在找不到明師的時候，便靠道書中的丹經（修煉內丹學做神仙的書籍），一知半解，盲修瞎煉。民國十三年以後，如張三丰《太極煉丹祕訣》、《因是子靜坐法》，以及由日本倒傳回來的《岡田靜坐法》、《氣功祕訣》等書，隨著時代的開明，教育的普及，印刷的發達，到處可以看到。抗戰勝利以後，佛家天臺宗修煉止觀的書籍，如《小止觀六妙門》、《摩訶（大）止觀》，袁了凡《靜坐法正續編》等也應運流行，普遍傳開。同時，由藏文翻譯成中文的密宗修法經典，或由英、法文轉譯回來的密宗書籍，也陸續公開。其中以密宗黃教祖師宗喀巴大師所著的《菩提道次第廣論》中，「修止與修觀」的抽印本，與天臺宗大小止觀的方法相同，較為穩當妥實。但有關佛家修習靜坐（禪定）的書籍，又必須與全部佛學的教理相融會，才能相應。

《因是子靜坐法》的利弊

在這些書籍中如果要說那一本書，可做初步入門最正確的指導，實在都不太合適。而合於佛道兩家正統的典籍，學理又不簡單，至於不太合於正統道理的書，問題又太多。在無書可資遵循的時候，比較普遍為人所樂道的，便是蔣維喬先生所著的《因是子靜坐法》，多少人如法炮製去學靜坐，多少人想使自身上發生氣脈感受，做到和他一樣。其實，《因是子靜坐法》，只能說是蔣維喬先生本身學「靜坐」的經驗談，或者可說是他學習「靜坐」的反應實錄，可以貢獻給大家做參考，但絕不是金科玉律，更非不易的法則。

我們首先須要瞭解，蔣先生開始學習「靜坐」的時候，早已患了嚴重的肺病，一個人到了有病的時候，心境反而比較寧靜。情緒雖然近於消極，有時思想反而清明，「有病方知身是苦，健時多向亂中忙。」這是人之常情。因為他本身有肺病，所以必須要在靜中修養，等到生理恢復本能活動的時候，相當於道、佛兩家所說的氣機或氣脈便會發生作用，循著中國醫學所說的人身十二經脈的流行，於是氣機到達某處，該處就自然產生某種感受。在這種情況當中，只要不去揠苗助長，任其自然流行，便是最好的生理療法，對任何一種疾病都有效，何況是必須靠靜養治療的肺病。總之，任何中西醫藥治療疾病的根本方法，都靠靜養，所有中西藥物，只有幫助治療的功效，並無絕對去病的作用。疾病之所以恢復了健康，得到藥物幫助的效果，僅有十之三、四，靠著臥床住院的靜養，因此引發本身體能的治療效果而重獲生機，卻佔十之六、七的重要。就是使用外科手術後的醫療道理，也並不外於此例。何況有關心理和精神病的治療，同樣不外於此理。

瞭解了這些道理以後，便可知道《因是子靜坐法》所說氣機發動和氣脈流行的境界，這只是著者蔣維喬先生有病之身學習靜坐後的現象和經驗，不可以偏概全，認為人人必會如此，視為千篇一律的定則。如果不懂得這個道理，依照《因是子靜坐法》去實驗「靜坐」，而且就把它視為師法之當然，必定會弊多益少，適得其反。

人體的氣機是怎麼一回事

東方古代的醫藥之學，皆與巫術同源共祖，中國的醫學，也不例外。在三千年以前，中國的醫藥之學，由巫醫而轉入道家的方術（又稱為方技），這是周、秦之間的事。中國的醫學和道家的方術，以及印度自古相傳的瑜珈術，都承認人身生命的泉源，在於人體內部所潛藏無限氣機的庫藏。不過古代道家的丹經，這個氣字，是用原始的「炁」字。如用拆字的方法來講，「无」即是「無」的古字，下面四點即是「火」字的假借，換言之，「無火」之謂「炁」。什麼是「火」呢？淫慾、情欲、躁動的意念都是火。沒有了這些躁火（等於中醫書上所說的相火），元氣大定（君火正位），漸漸便可引發固有生命的氣機。氣機的流行，它依循晝夜十二個時辰（中國古代的計時方法，與宇宙日月運行的規則相通），周流人身氣脈（十二經脈）與腑臟一周。而且在每一時辰之中，經過氣脈的部分不同，就又研究出人身穴道的學說，發展成為針灸之學。

除了醫學所稱的十二經脈以外，另有不隸屬於十二經脈的氣脈，便是道家特別重視的「奇經八脈」。「奇經」的奇字，並不是奇怪的意思，而是「單支」的意思；也便是涵有特殊的、單獨的含義。「奇經八脈」，包括了督、任、衝、帶、陽維、陰維、陽蹻、陰蹻等八根脈腺。督脈便是莊子在「庖丁解牛」篇中所提及「緣督以為經」的督脈，大約相當於現代醫學所說的中樞神經系統的脊髓神經。任脈則相當於現代醫學的自律神經系統與腑臟的關係。帶脈相當於現代醫學的腎臟神經系統。陽維、陰維則和現代醫學的大腦、小腦與間腦的神經系統有密切的關聯。陽蹻、陰蹻相當於現代醫學的生殖神經，包括攝護腺與手足等主要神經作用。唯有衝脈很難說，擴充其量而言，它在中樞神經與自律神經之間並無固定部位和系統的範圍；它由生殖機能與睪丸之間的小神經叢開始，一直經過胃與心臟部分而上冲間腦。

只有打通氣機的人，才能切實體會得到氣脈的狀況，而後相信確有其事。但特別須要聲明的，我非專門學醫的人，所引用中西醫學上的名辭，僅是研究心得，強作解人加以說明而已，不可拘泥屬實。

此外，由印度上古瑜珈術的傳承，經過佛家的洗煉和整理，而成為佛教密宗一派的修煉方法，也很注重人體的氣脈，以三脈四輪（詳稱七輪）為其主要的體系。三脈，即是人體平面的左、右、中三脈，不同於道家以前（任）、後（督）、中（衝）等三脈為主。四輪或七輪，便是人體橫斷面神經叢的幾個主要部位，與道家的上、中、下三丹田之說，各有不同的概念，卻有大同小異的效果。

丹田與脈輪是什麼

說到氣與丹田，學習西醫與生理解剖學的人，便會引為笑談，認為人體上根本就沒有這回事，這是愚昧和迷信，或者是道家的人故作神祕之說。如果講到瑜珈術的三脈七輪，倒也並不反對，因為近年以來，瑜珈術在歐美很流行，在外國學了幾手再三變相而不到家的瑜珈術，回來大開教門，倒也大受歡迎。因為這是進口貨，從外洋學來的，一定不錯。我們可憐的這一代啊！「無洋不是學，有外才稱尊。」將來留給中國文化發展史上的一頁，必定是可憐可悲的笑料。其實，現代所謂的生理學，嚴格的說，只能稱為人體解剖學。否則，便可稱它為死理學了！因為現代對人體的生理學，都以解剖人死之後的身體而得到的證明，並非像中國古代，從活人的身上求得證據。道家所說的三丹田：上丹田，在兩眉之間橫通間腦的部位；中丹田在兩乳之間橫通肺與心臟的部位，下丹田，在臍下橫通腎臟之間與大小腸的部位。另有所謂中宮的，便是胃脘與橫膈膜之間的部位。這些現象和作用，都是人體生命在活著的時候，與呼吸系統發生連帶的關係。丹田，不過是道家修煉觀念中的代名辭，並非此中真會煉成一顆丹藥，假使真有，便會成為腸癌、心肺等癌，或肝瘤了，希望學道的朋友們，切勿迷信內丹真會成粒的誤解。

瑜珈術所說的脈輪，經過西方科學文化的洗禮，一般瑜伽家們便認為它是生理學所說的神經叢，由間腦一直到會陰各部位，分別為之定名。脈輪是否便是神經叢，很難說；脈輪與神經叢有密切的關係，那是事實。

靜坐與氣脈

人在靜坐的過程中，心理的雜想比較清靜，頭腦中的思慮比較減少，所以血液流行也比較緩慢，心臟也因此減輕負擔。同時因為身體的姿勢放置端正，不再運用動作來消耗體能，腦下垂體的內分泌平均分布，漸漸感覺四肢與內部，發生充滿的感受。有了這種感受發生以後，反應最為敏感的，便是中樞神經和背脊骨的末端，連帶腎臟部分，通常都會有脹緊的刺激。由此逐漸推進，循著氣機和血脈的流行，如有物蠕動，逐部發生感覺。但以上所說的現象，是以普通一般人，在「靜坐」中較為正規的初步狀況而言，如果身體有特殊的情形，倘有某種病痛，或體能特別強健的，又當別論。總之，每個人的心身，各有不同的情況，其中千差萬別，不能一概而論，如果執一不變，真像「刻舟求劍」，愈來愈不對了！

關於氣脈問題，如要詳細論述，不是片言可盡，留待以後慢慢道來。現在要講的主旨，仍然繼續前面「靜坐」的求「靜」問題，我們要特別留心。為了便於容易瞭解，先把心理和生理作用，歸納為知覺與感覺兩個部分；所謂知覺，包括心理思慮想念等等現象。所謂感覺，包括身體氣機覺受等等作用。但綜合起來，兩者都是心的動向。人在靜坐中，感覺體內氣機發起作用時，最容易犯的錯誤，便在不知不覺中，會把注意力集中在感覺上面，而且愈來愈強，於是，全部心力，就會攪亂氣機，構成幻想、聯想等的狂亂心理。比較稍好一點的，認為自己氣脈已通，便沾沾自喜。其實，真的打通氣脈現象，並非如此情形。再差一點的，由於氣機的覺受，使注意力過分的集中，於是無形中配合意識的幻想等心理作用，反使神經過於緊張，便成為一般所說「走火入魔」的病態了，這不是「靜坐」會使人著魔，實在是不明「靜坐」的究竟道理，反使心理變態之魔害了「靜坐」的靜境了！

儒佛道三家的靜坐姿勢

儒、佛、道三家的靜坐姿勢，歷來相傳有九十六種之多，其中當然包括幾種臥睡的姿勢與方法。通常所用的姿勢，如佛門中的各個宗派，修習禪定的方法，大多採用七支坐法，又簡稱它為跏趺坐，俗名盤足坐法。

宋以後的儒家——理學家們，由於大程夫子——程顥（明道），變更佛、道兩家修煉靜坐的心法，因襲禪宗大師修習禪定的工夫，著作〈定性書〉一文，主張在「靜」中涵養性理的端倪開始。他的老弟二程夫子——程頤（伊川），又加上「主敬」為其陪襯，從此儒門也主張靜坐。但是他們所取的靜坐姿勢，便是平常的正襟危坐，所謂端容正坐便是。至於道家，有時即用佛家的七支坐法與臥姿，有時又穿插許多不同的形態，配合生理的需要與煉氣修脈的作用。大體說來，儒、佛、道三家的靜坐姿態，並不外於此法。

七支坐法的形式

所謂七支坐法，就是指肢體的七種要點（如附圖）：

（一）雙足跏趺（雙盤足）。如果不能雙盤，便用單盤。或把左足放在右足上面，叫作如意坐。或把右足放在左足上面，叫作金剛坐。開始習坐，單盤也不可能時，也可以把兩腿交叉架住。

（二）脊樑直豎。使背脊每個骨節，猶如算盤子的疊豎。但身體衰弱或有病的，初步不可太過拘泥直豎，更不可以過分用力。

（三）左右兩手圜結在丹田（小腹之下）下面，平放在胯骨部分。兩手心向上，把右手背平放在左手心上面，兩個大拇指輕輕相拄。這在佛家，便叫作「結手印」，這種手勢，也叫作三昧印（就是定印的意思）。

（四）左右兩肩稍微張開，使其平整適度為止，不可以沉肩駼背。

（五）頭正，後腦稍微向後收放。前顎內收（不是低頭），稍微壓住頸部左右兩條大動脈管的活動即可。

（六）雙目微張，似閉還開，好像半開半閉的視若無覩。目光隨意確定在座前七、八尺處，或一丈一、二尺許。（如平常多用眼睛工作的人，在靜坐之初，先行閉目為佳。）

（七）舌頭輕微舐抵上腭（參考四十四頁附圖），猶如還未生長牙齒嬰兒酣睡時的狀態。

附帶需要注意的事項：

（一）凡在靜坐的時候，必須使腦神經以及全身神經與肌肉放鬆，絕對不可有緊張狀態。最好是微帶笑容，因為人在笑時，神經自然會全部放鬆。

（二）初學靜坐者，不可以吃過飯就打坐，以免妨礙消化。同時也不能在肚子餓時打坐，以免分散心神。

（三）靜坐時空氣必須流通，但是不能讓風直接吹到身上。

（四）靜坐時光線不能太暗，否則容易昏沉；光線也不能太強，否則容易緊張。

（五）氣候涼冷的時候，要把兩膝和後腦包裹暖和，即使熱天打坐，亦不可使膝蓋裸露。

（六）初學靜坐不要勉強坐太久。以時間短、次數多為原則。

（七）初習靜坐時多半無法雙盤，則以單盤為宜。單盤時臀部必須加坐墊，坐墊的高矮依各人身體狀況而定，總以舒適為原則，如果坐墊太高或太矮，都會使神經緊張。至於坐墊的軟硬程度也必須適中，否則引起身體的不適，則影響靜坐的心情和效果。

跏趺坐正面

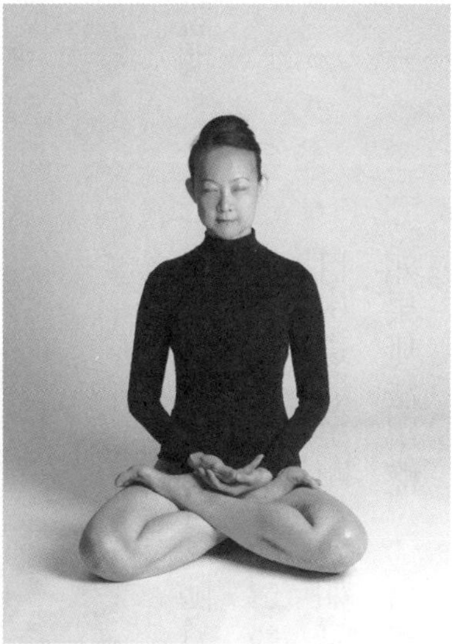

跏趺坐側面

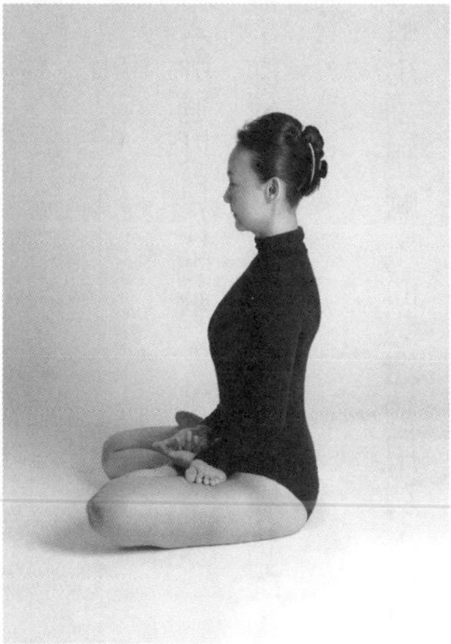

說明：（一）兩腿雙盤的跏趺坐為最正規的七支坐法。

（二）跏趺坐也要加坐墊。除非氣脈全通，才可以不墊。

（三）初學靜坐多半無法雙盤，則酌情採用四十頁至四十三頁之其他坐姿。

金剛坐正面（右腿放在左腿上）

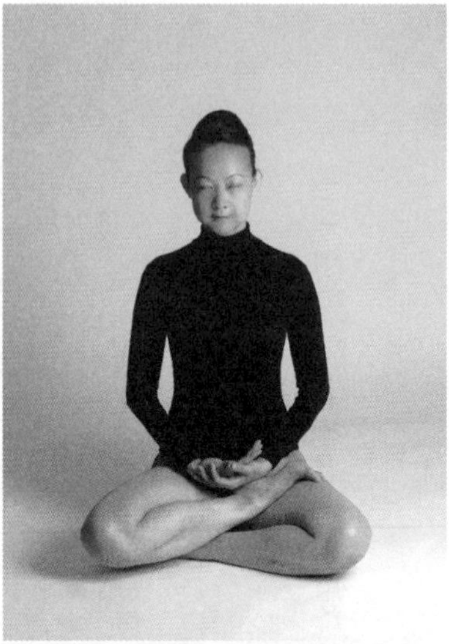

如意坐側面（左腿放在右腿上）

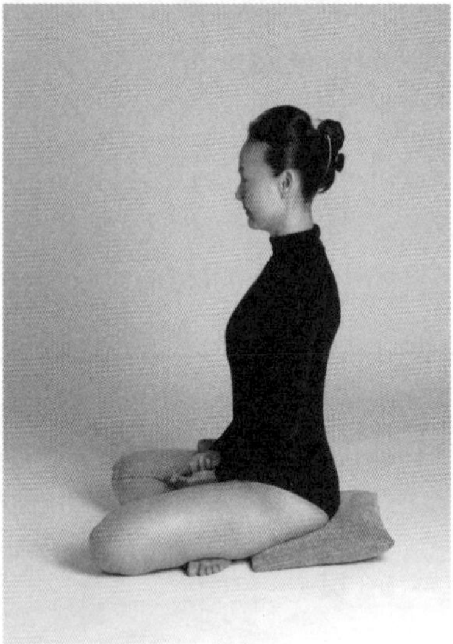

說明：（一）坐墊約兩、三寸。隨各人舒適度自作調整。

（二）初習靜坐無法兩腿雙盤，則採用單盤。隨各人生理狀況，自由選取金剛坐或如意坐。

（三）如果無法單盤，或者單盤坐到腿麻，而想繼續用功，則可改用下列任何一種姿勢。

正襟危坐

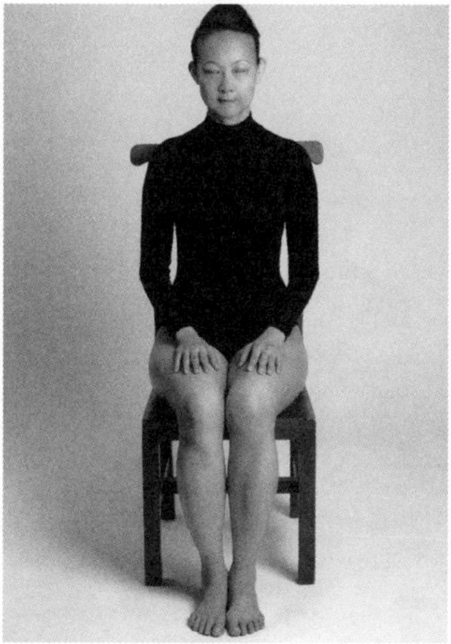

吉祥臥

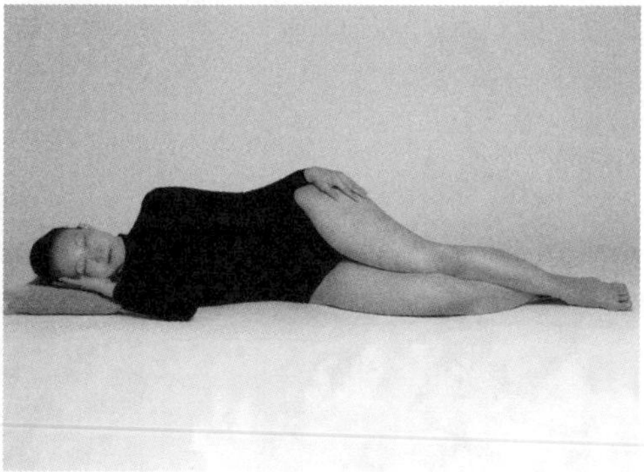

說明：（一）正襟危坐為歷來儒家所慣用的靜坐姿勢。
（二）吉祥臥為佛家所主張的睡姿。孕婦如果單盤對腹部造成壓力，可改用吉祥臥，或任意選取對自己較為舒適的坐姿。

獅子坐

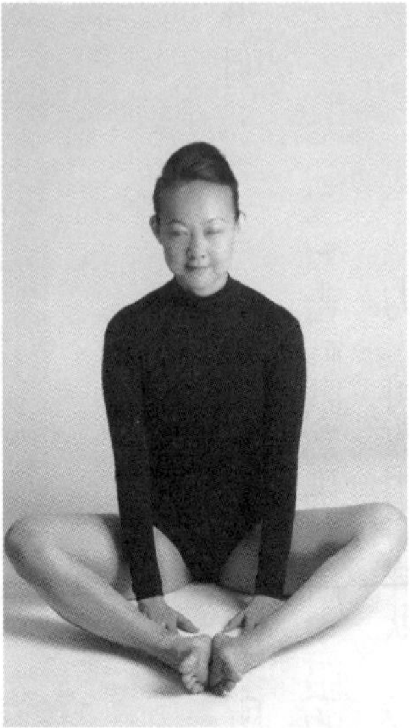

六灶坐

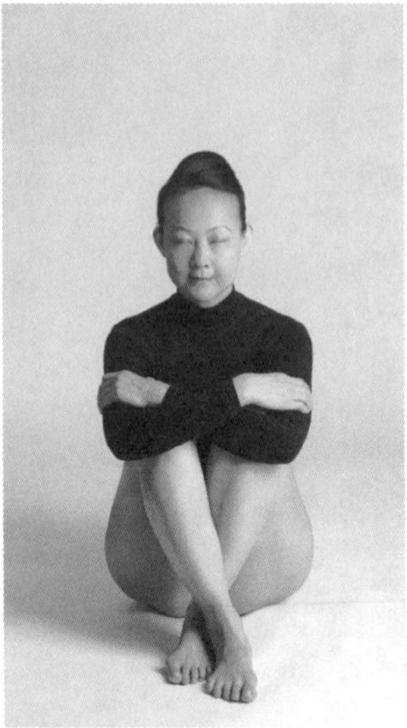

仙人坐

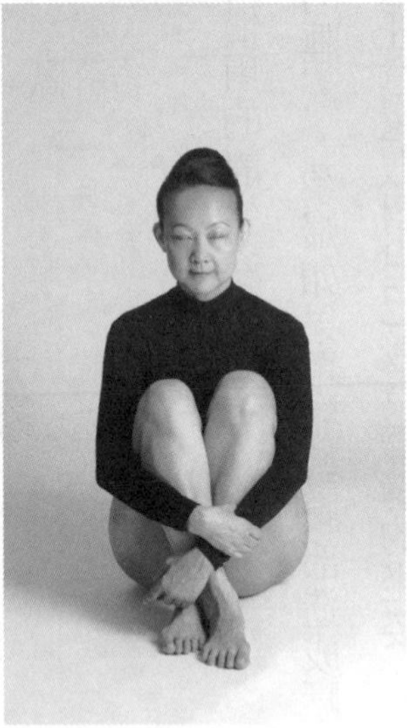

菩薩坐

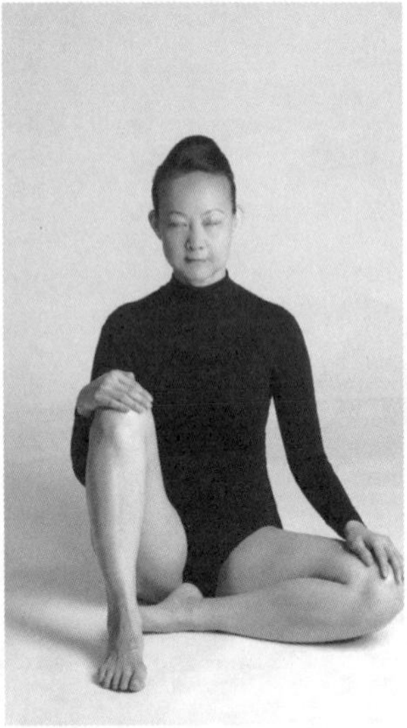

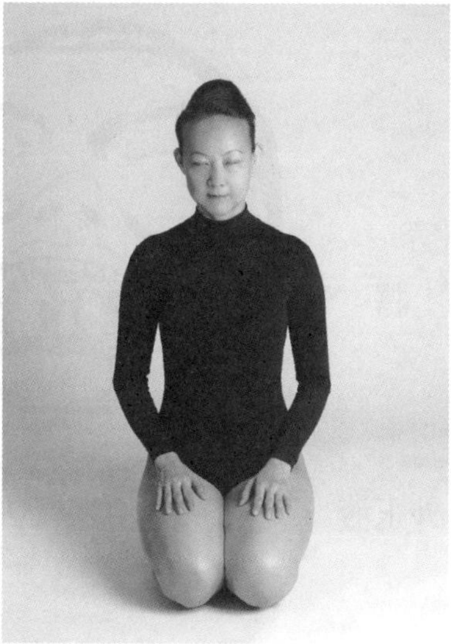

跨鶴坐（之一）

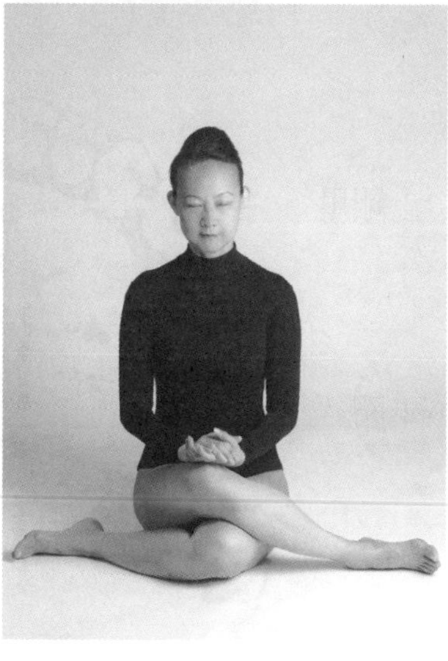

跨鶴坐（之二）

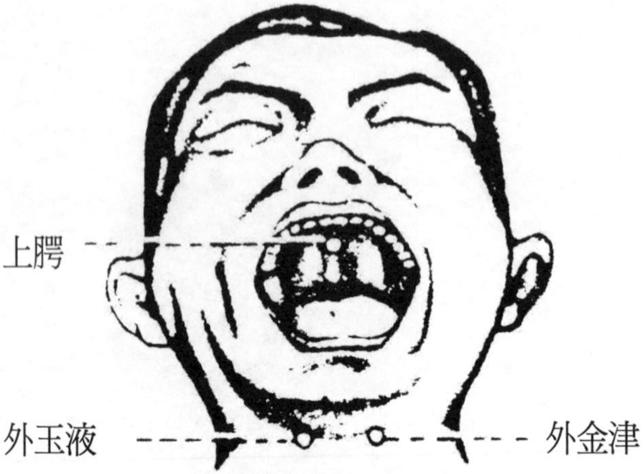
上腭
外玉液
外金津

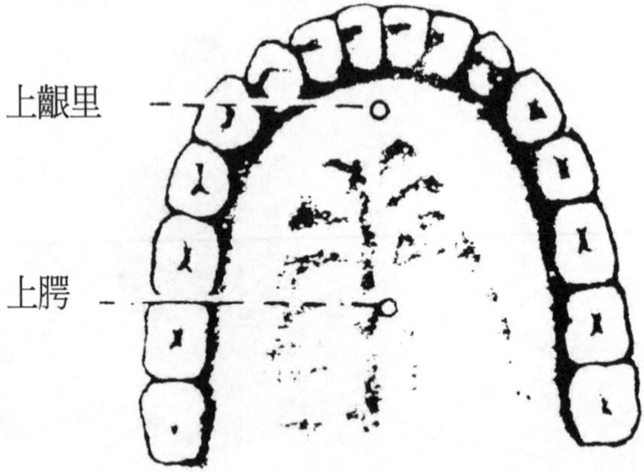
上齦里
上腭

有關七支坐法的傳說

根據佛經上的記載，這種七支坐法，早已失傳，後來有五百羅漢，修持多年，始終不能入定。雖然知道從遠古以來，便有這種靜坐入定的坐姿，但始終不得要領。有一次，在雪山深處，他們發現一群猴子，利用這種方法坐禪，他們照樣學習，便由此證道而得阿羅漢果。這個神話似的傳說，無法加以考證。總之，它是合於生物天然的法則，那是毋庸置疑的。而且這種姿勢，大體來說，很像胎兒在母胎中的靜姿，安詳而寧謐。

叉手盤坐與健康的效果

人體的神經系統，大體說來，都以脊椎為中心，左右交叉分布，隨著意識的支配而發散為肢體感官的動作。猶如樹木的枝條，依據它的中心樹榦，向外分散而至於枯落。七支坐姿將手足加以盤曲，可使左右氣血交叉散發而歸於原始整體的圓極。等於說：採取這種姿態，可使左（陽）右（陰）的人體電能，自身互相交流，即可減少散發的作用，又可自相調劑而恢復體能的原動。

七支的坐姿，因為雙足盤曲，兩手交叉，使四肢活動靜止，便可減輕心臟的負擔，所以靜止的時間愈久，對於恢復心臟功能的功效愈大。

關於頭腦的健康功效

七支坐法的靜姿，必須將頭頂端正，大腦稍微靠後，以使腦下垂體，不受壓迫而恢復正常。因此腦下垂體內分泌的均衡活動便影響淋巴腺、甲狀腺，而至於腎上腺等恢復健康的作用。

其次，下顎稍微向後收壓，可使左右兩大動脈管輸送血液到腦部去的工作緩慢，可以減輕腦神經的緊張與思慮，對於血壓有恢復正常的功效。

其他有關間腦和眼、耳、口、鼻等的細節，在此不盡詳說。

盤足曲膝與健康

有些人懷疑，盤足靜坐，不但對人體的健康有礙，甚至，反而因兩足的血管被壓迫而致病，所以靜坐久了，便有痠麻的現象。這是誤解。其實，人體的健康，與腿和足有極大的關係。中國古代的道家醫理，認為「精從足底生」，那是不易的至理。一個人的健康長壽，與兩腿雙足有絕對的關係。所以嬰兒與小孩的活動都在兩足。一過中年，腰部以下和足腿就漸漸感無力，喜歡疊足或蹺足而坐。人的衰老與死亡，也多是從足腿開始而逐漸至於軀幹與頭部。盤足曲膝靜坐，感覺足腿的痠麻，正是說明足腿的神經與血脈並不通暢，證明你的健康已有潛在的問題。所以放開足腿，等待痠麻過後，反有從未經驗過的快感。如果持之有恆，能坐到足腿的氣血流暢，保證足腿而上至於腰背以及全身，會有無比的快感發生，反不願意下座而鬆散雙腿了。

其次，必須瞭解人體猶如植物一樣。一棵樹木，盤根曲折在泥土之下，得到日光、空氣、水，以及土壤的營養，才能生長茂盛。人呢！卻和植物顛倒相反，他的根在頭部，他的土壤就是虛空。人體的兩足，好像人參的枝叉，所以把兩足盤曲起來，等於把一株人參或松枝捲曲成結，使它的生發能力，不致再向外面分散，反歸根本而培養它的本源，因此使其本身更加健壯。所以盤足曲膝，不但無妨人體的健康，而且從適當的練習開始，對於健康長壽，是絕對有利而無害的。

學習靜坐如何用心

靜坐並不難，用心實不易。一般學習靜坐的人，十分之七，為了健康長壽；十分之二的人為了好奇而求玄求妙，或者想達到神通，如放光、預知等境界；十分之一的人為了求道；而真正瞭解道是什麼，修道的正法又是什麼，則幾乎是萬難得一。

關於學習靜坐如何用心的問題，首先須要瞭解學習靜坐的目的何在？如此才能切實商榷如何入手和如何用心。現在一般較為普遍流行的靜坐用心方法，大體歸納起來，在東方的中國方面，都可納入傳統文化的儒、釋、道三家。此外，有瑜珈的靜坐用心方法、有從歐美回籠的催眠術，以及其他宗教的祈禱、齋期、避靜等，也都屬於靜坐的用心方法之一。但在中國，通常最流行的靜坐中，用心的方法大體都以佛、道兩家為主，縱然有許多方法，不屬於佛家或道家的正統，但已積非成是，而都認為那些就是佛、道的方法，在此不必嚴加區分，徒事理論。

在佛家的方法中，現在最流行的，便是唸佛、修止觀，或觀心、參禪等。至於，篤信密宗的，便以持咒、觀想等為正當的用心方法。各執一端，輕視餘者。不過，在佛家的用心方法中，除了部分學習西藏流傳的密宗以外，的確都是重視「修心」為基礎，不大注意身體生理上的變化，而且認為重視身體生理變化者，便是外道之流。甚至，大有嗤之以鼻，不屑親近之概。

但在道家的方法中，卻極端注重身體生理的變化。甚至，認為由於靜坐修持的方法，達到身體生理預定的效果，打通任督二脈，以至於通達奇經八脈，恢復健康，增加壽命，才是道的真正效果。倘使如佛家一樣，只知「修心」而不知身體生理的奇妙，便不合道。所以道家者流，便認為佛家的修法，只知「修性」而不知「修命」，並不完全。因此道家主張「性命雙修」，才是正道。並且說：「只修命，不修性，此是修行第一病。只修祖性不修丹（命功），萬劫陰靈難入聖。」

乃至引用《易經》的觀念與《中庸》的大旨。確定「窮理，盡性，以至於命」作為無上的原則。

其實，無論佛家或道家，乃至其他各宗各派所謂的旁門左道，除非不講究靜坐修持，便無話說。倘使進入靜坐修持的法門，試問：除了這個生理的身體，和有知覺情感的心理思維狀況以外，還有什麼方法能夠離開身心以外而可以起修的嗎？假定是有，那便是從事物質科學的研究，或者專門注重醫藥，或藥物化學、生理化學等的事情。它與人生生命起修的方法迥然不同，一個是藉著自己生命的自在功能而求證形而上道；一個是藉外物的實驗，而瞭解宇宙物理的奧祕。

存想與精思

「存想」，亦稱「存神」，這是中國古代道家所用的名辭。秦漢以後到魏、晉之間，講究道家方術的，大都以「存想」為主。道家古老的丹經，如《黃庭內外景經》等。便是以「存想」、「存神」的方法為中心。漢代的張道陵（天師道的創始者）、北魏的寇謙之（另一天師道的重要人物）、南朝著名的仙家陶弘景，和他所著的《真誥》，也都是以「存想」、「存神」的方法為主幹。另如佛家密宗的「觀想」，以及其他各個宗教的祈禱、禮拜，也都是以「存想」做為修道的方法。

「精思」，也是中國古代道家所用的名辭。但嚴格說來，「精思」與「存想」、「存神」，有迥然不同之處。「存想」，是屬於鍛煉精神的法門。「精思」，是屬於運用「思維」而達到最高「智慧」成就的狀態。所謂「精思入神」的觀念，便如《易經．繫辭傳》所謂「精義入神」的道理，完全相同。南朝到隋、唐以後，佛家有了禪宗的創建，而禪宗到了宋、元以後，又有「參禪」與「參話頭」等方法，強調一點說，也便是「精思入神」的另一途徑而已。後來宋儒理學家程明道的詩說：「道通天地有形外，思入風雲變態中。」也是由「精思入神」的觀念，變為理學家幻想境界的誇大辭。

但「存想」與「精思」，既不是魏、晉南北朝以後道家「煉炁」的修法，也不是明、清以來道家「守竅」的修法，更不是「煉精化炁，煉炁化神，煉神還虛」的修法。凡是這些道家的方術，嚴格的說來，各有各的範圍和作用，不可混為一談。可惜的是，歷來學習道家神仙、方士丹法的人，只一味為自己求作神仙，而認為只要有了明師的指點，傳授一個千古不傳的祕訣，就可「立地成仙」、「白日飛昇」。因此素來忽略學理、輕視原理和理論，致使道家的方術，既不見容於縉紳先生等士大夫階級的知識分子，又不能自圓其說而構成有條理、有原則、有方法的神仙丹道的科學。因此不但「一枕遊仙夢不成」，結果反而空勞幻想而貽害無窮。

「存想」的方法雖然太為古老，但是西方流行的神祕學，卻與「存想」的精義息息相通。西方的神祕學派，號稱淵源於大西洋和埃及的上古文化。東方中國道家的「存想」和「存神」，自始即認為淵源於遠古的神仙所傳。窮源溯本，此二者之間的蹤跡，似乎都是同一來源。由於這是屬於學術的「考古」問題，故在此不能詳論。至於談談「存想」的用心方法，對於靜坐與修道的關係，也似乎陳義太高，不容易為現代一般流行的急功好利等學道者所接受，所以也暫且不談。而論及「存神」的作用，更具有原始濃厚的宗教精神，它的學理與神祕學一樣，富於多方面而且有極高深的奧義，際此宗教精神趨於沒落的時代，所以也暫時不談。況且「存想」和「存神」的方法，最為精密而有系統的，莫過於「密宗」，留在討論「密宗」的修法時，再加參考。

安心守竅的方法

現在要講的，只是有關於「守竅」與「精思」的用心方法。一般學習靜坐的人，最容易，也最普遍的，便是講究「守竅」。嚴格的講，「守竅」的重點，它是注重在生理的方法。換言之，開始學習靜坐或者修道，便以「守竅」為主，而且必從「守竅」入門；那就是說，他在原則上，首先便承認這個形骸軀殼的身體，就是道的基本所在。因此只要把握住這個「竅妙」，守通了這個「竅」，他便可以得道。至少，也就可以長生不老了。其實，所守者是「竅」，能守者是「心」，它的根本，還是依據心的作用而來。況且哪裏才是真「竅」？何人須要「守竅」？誰又不須「守竅」？哪個該守何「竅」？哪個「竅」又不該守？這些都是很大而且很重要的問題。有人說：「一竅通而百竅通」，所以認為只要守通一竅，便可得道。然而人身有「九竅」：面上有兩眼、兩耳、兩鼻孔、一張嘴等七個竅，下部有大、小便二竅。試想，上部七竅皆通，但結果仍有便祕或小便等病症。如此，到底是不是「一竅通而百竅通」呢？如果說：此竅非彼竅。那麼，人身有三、四百個穴道，無論守那個竅，它都離不了穴道的部位。試想，某一穴道閉塞，其他穴道仍然流通，或者其他穴道閉塞，某一主穴流通時，它何以又不能作到「一竅通而百竅通」呢？假使說：此竅亦非這些穴道的竅，它是無形無相無定位的道竅。這便是心理的構想所造成，它就屬於「存想」的範圍，而並非在生理上真正有一個竅可守了。可是一般學習靜坐或修道的人，一開始，便「守竅」。大體上，都以人體中樞神經有關的上中下三部為主竅，而稱它為上中下三丹田。其實，丹田的名稱，也是宋、明以後的道家才開始流行。（有關三丹田的道理，已在本書三十一頁有所說明，在此不贅述。）

當心守竅的後果

平常一般學習靜坐的人，大體上都注重守在下丹田一竅，所謂「氣沉丹田」，或者「藏神於丹田」，乃至「意守丹田」等，即此之謂。有的認為只要守住了下丹田，便可「藏精固氣」，或者「煉精化炁」。其實，從中國醫學針灸等有關穴道的理論來講，關於下丹田部分，前有「氣海穴」，後有「命門穴」，也就是現代醫學、生理學中腎上腺的主要部分，這的確是人體生命很重要的關鍵所在。但是男女老幼，以及有病或無病的人，乃至腎上腺特別發達或特別衰弱的人，能不能守此下丹田的部位？或者可不可以守此下丹田？都是很大的問題，如非明師（有經驗、有智慧、有成就的師長）指導，有時反而為害無窮。例如腎臟衰弱，或本來患有遺精、手淫，以及其他有關疾病，如陽萎、早洩等人，開始守此，將促使此類病症，更加嚴重。當然其中也有少數例外，那是生理上其他原因偶然的巧合，絕非初步合理的成果。如果女子學習靜坐，專門教以守下丹田的一竅，流弊更大，甚至，可能促成血崩等症，或者產生性變態心理等嚴重病症。至於專守上竅（眉心或頭頂），也要特別注意年齡、生理、疾病等情形而定。如果一味亂守上竅，很容易促使血壓增高、神經錯亂等嚴重病症。有些人因守竅日久，稍有效果，就有紅光滿面的現象，自己乃至別人，就都認為是有道的高人。其實如果年齡老大的人，一有這種現象發生，就必須當心腦溢血等症。此外，倘使身體上本來潛伏有性病的病菌，而並未徹底治療痊癒，久守上竅，反而容易把性病的病菌引入腦部，而發生種種不堪設想的後果，此點尤須特別注意。總之，學習靜坐與修道的方法，欲求長生不老的方術，自古至今，它始終與醫學中精神自療學、生理自療學、物理自療學有密切的關係。甚至，可以強調的說，這是一種醫理中的醫學，它已進入於利用精神的神祕力量和利用宇宙的神祕力量的醫學，如果不通此中最高原理，而自作聰明，妄加修證，真還不如悠遊卒歲，以終天年，為人生順其自然的最高享受。何必弄到「服藥求神仙，反被藥所誤」的悲慘下場呢！

守竅與存想的原理

因為講到「存想」與「守竅」，就順便說明一下「守竅」於「丹田」的情景。我不是說「丹田」絕不可守，也不是說「守竅」的方法是不對的。也許有人看了上述這些道理，反而駭怕卻步，那都大可不必。「守竅」有「守竅」的需要，「丹田」有「丹田」的作用，但不可以不通原理，便亂來亂守。其實，「守竅」的方法，也便是「存想」的蛻變。「存想」的作用，便是使「精神統一」，使心理與意志絕對集中的一種方法。上文已經提過所守者是「竅」，能守者是「心」，便已指明這是由心理意志的集中開始，最後達到「精神統一」的境界。它所以利用人體生理的部位，作為初步入手的法門，大致說來，有兩個原因：

（一）人人都愛惜這個軀殼身體的壽命，不管多麼醜陋，多麼難堪的身體，只要生成是屬於自己的，便會構成絕對自私而佔有它的牢固觀念。因此以修此肉身而達到長生不老為標榜，於是人人便肯用功向學。

（二）生理與心理的作用，的確是二而一、一而二的一體兩面。生理可以影響心理，心理也可以影響生理。由心理與生理的互相虬結，因此而產生精神的神妙，所以道家利用身心的關係入手，並非是毫無道理的修法。「守竅」的作用，它的重點，便在一個「守」。所謂「守」，必須要全部精神意志集中才可。只要精神意志真能集中，這個「守」的作用便可達成目的。譬如有一大堆金銀財寶擺在前面，要你專心一志「守」住，那時，你便可以廢寢忘餐。甚至，也可以忘記自己的身心而竭誠「守」住這堆金銀財寶，這就是「守竅」的最好說明。

可是要學靜坐與修道的人，對於「守竅」的工夫，真能做好嗎？老實說，十個靜坐修道的人，幾乎沒有一個可以做好。大體上，都是一邊利用感覺來覺到這一部位，而他的思想意志，卻絕對不能集中在這一部位。換言之，他一邊感覺到這一部位，那是生理神經感覺的反應，但一邊卻胡思亂想，或浮念紛飛，那是心理的散漫，有絕對不能集中的苦惱。這種現象，究竟是什麼原因呢？因為精神與意志，它是一個很神妙的東西，你愈想要它集中，它愈會散亂。我常用「力學」的原理來解譬，也就是說，當「向心力」集中到極點的時候，「離心力」便在「向心力」中發出自然的反應。相反的，當「離心力」達到極點的時候，「向心力」的作用，也便自然而生。等於你握拳握緊到極點的時候，你的手指神經的反應，就會自然放鬆。所以道家把這個精神和心理意志的作用，比方它像水銀（汞），它的性質，總是趨向流動散開，甚至於分散到無孔不入的情形。因此，要想利用「守竅」或「存想」而達到精神集中的專一狀態，就非簡單的事了。精神不能集中專一，而要想打通氣脈，達到身心預期的效果，那是絕不可能的事。此中對於心理運用的神妙，更非片言可盡。沒有達到精神集中專一的妙用，認為氣脈已經打通，絕無此理。有的，只是屬於幻想的妄覺，或是生理上特殊的感覺情形，並非真正的氣脈通了。因為氣脈打通的現象，一步有一步的徵候，一步有一步的現象，如果以我這個普通凡人的眼光看來，幾乎沒有一個人真能做到的。

守竅與煉氣

從道家修煉的方術來講，「守竅」與「煉氣」，並不是同一件事。「守竅」，是利用意識心的作用。「煉氣」，是用意鍛煉呼吸。但無論「守竅」與「煉氣」差別異同的作用是如何，它都離不開「存想」的關係。一般從事修道或靜坐的人，不管從「守竅」入手，或「煉氣」入手，都認為氣與靜坐、氣與道、氣與長生不老的健康之術，是有絕對的關聯。尤其專煉「氣功」與專修「瑜珈術」的人，對於「氣」，更為重視。從清末到現在六十年來，由於內家太極拳的普遍流行，所謂「氣沉丹田」的太極拳原則，幾已成為家喻戶曉的術語了。因此，許多學靜坐的人，一上座，便吐故納新似地把呼吸之氣引向「丹田」，希望做到「氣沉丹田」，以便可以入道。

此外，還有許多修煉各種不同的氣功，乃至各種不同道術的人，經常來問用什麼方法，或如何修煉，才能使「氣機」凝住在「丹田」？或者問怎麼樣才能把氣機停留在某一處？關於這些問題，我覺得非常有趣，我經常會反問他們：譬如有一隻中空的皮袋，或者有一個中空的皮球，你把空氣打進去了，希望這股「氣」只停留在這隻皮袋或皮球的某一處，你能做到嗎？無可否認的，都會答說：那是絕對行不通的事。由此答案，也就可以瞭解人的形體，內在雖有百骸與五臟六腑，但是它仍然猶如一隻中空的皮袋或皮球一樣。「氣機」內行，它是無所不通，無一處而不周流自在的。「氣機」只是停留在體內的某一部分，除非是內部的生理機能已經有了障礙，生了重病的人才能如此。一個正常無病的人，絕對不可能如此的。

如果說：有些從事「守竅」或「煉氣」的人，的確可以做到，並非是不可能的事。那麼，我可以告訴你，那是自己心理意識所造成的錯覺作用，而並非真有一股「氣」停留在那裏。同時他所感受到，以及在形體上所看到的，那也只是神經血管充血的作用，與心理意識引導精神集中的關係，而不是「氣」的留滯。因為心理意識專注在身體某一部分時，神經、肌肉、血液，都會隨著意識的集中力量而發生作用。並非真有一股「氣」，可以隨著意識的思念，而讓它凝結成一塊，再讓它乖乖地待在那一處。那麼，道家所謂「煉精化氣，煉氣化神，煉神還虛。」的說法，完全是子虛烏有的事嗎？不然！不然！那也是實有的事，只不過是否真能確切瞭解，真能體會到「氣」是什麼？那是最要緊的問題。

什麼是氣

「氣」是什麼？這的確是個問題。中國的道家，關於「氣」字，大約有三種寫法，它也代表了三種意義。

（一）「炁」字：這是古文的氣字，上面的「旡」，就是無的古字。下面的「灬」字，就是火的變體。古代道家的丹經道書，提到了「氣」，便常用這個「炁」字。也可以說，無火之謂「炁」。

但是怎樣才是無火呢？須知道家的思想學術，與中國古代的術數，總是脫不了關係的。尤其與五行、天干、地支等名相術語，更是息息相關。在五行之中，心屬「火」，所以無火之謂「炁」。做到息心清靜、無思無慮之境，才是真「炁」絪緼的境界。

（二）「气」字：也是古文的氣字，籀文、篆書，大多都用這個「气」字。強調此說，這個「气」字，也就是代表自然界的大氣。

（三）「氣」字：這是後代通用的氣字，但從古代道家與中國古代醫學的觀念來說，這是人們喫食米穀之後，而有生命呼吸作用的「氣」。

唐、宋以前，道家修煉的方術，有專門用「服氣」的方法。那是專心一志，利用呼吸的屈伸起伏，以求達到「與天地精神相往來」的道術。它與印度古代瑜珈術中修氣的方法，有異曲同工之妙，由此又分化為後世各種修煉氣功的法門。這些煉氣方法的最後目的，都是憑藉呼吸的作用，由此而引發生理潛能的「真氣」，那才是「氣功」與「身瑜珈術」的極果。如果永遠只是停留在呼吸氣機的功用上，那就永遠得不到「氣功」與「身瑜珈」的最高成就了。

那麼，「真氣」它究竟又是什麼東西呢？所謂「真氣」，也只是無以名之的代名辭。在「瑜珈」術中，又有別名稱它為「靈能」，或者形容它是「靈蛇」。至於西藏的密宗，則另稱它為「靈力」，或名為「靈熱」。總而言之，它就是佛家唯識宗所講「煖」、「壽」、「識」綜合起來的「業識」的功能。為了講解的方便，我們借用現代語來說，它就是生命的「本能」，或可簡稱它是「能」。但是這裏所謂的「本能」或「能」，並非就是物理學上「能量」的能，也不是生理學上「本能」的能。或者有些人認為它就是物理學上的電能，或認為它就是電，那都是觀念上的偏差，不可妄用。因為它的究竟，畢竟不是「物」的作用。不過，這樣一說，又很容易牽涉到哲學和科學範圍的論辯裏去，所以暫置不論。

靜坐與氣的存想

依照以上所講，「靜坐」與「氣」，好像根本是沒關係似的。這又不然，在中國文化中，「靜坐」只是一種統稱的名辭。例如佛家的「禪定」、「止觀」、「思維修」，以及「瑜珈術」、「催眠術」，乃至道家的「胎息」、「凝神」等等，凡是攝動歸靜的姿態和作用，統統叫它為「靜坐」。上文我們已經提到，不管用什麼方法來修習「靜坐」，它總是靠我們這個身、心的作用。所謂方法上不同的差別，也只是心理造作意識的感受不同而已。至於這個身體發生的作用，都是一樣的。譬如一株松樹，可以用人工把它培養成各式各樣的形態，但是它本身的生命組織，由種籽開始萌芽，漸次抽條挺榦，漸次分枝布葉，並無不同。

因此，只要肯下工夫練習「靜坐」，到了相當時間的火候，生理的「氣機」，自然而然就會發生變化。不過，這種變化的現象，都因人而異，各有不同的現象與程序，例如年齡老少的不同、男女性別的不同、身體強弱的不同、有病無病的不同。再由此許多異同的差別，引起各人感受的不同，因此而產生許多心理不同的想像，最後，仍然還離不開「存想」的作用。如果稍已涉獵過道書和丹經，對於奇經八脈、大周天、小周天、坎離、鉛汞、龍虎、陰陽等許多術語，存有想像中的幻覺，那麼當「氣機」發動的時候，它便自然而然與這些觀念，配合成為一種新奇的感受，而造成種種的境界了。

無論從哪一種靜坐的方法入手，都離不開身（生理）、心（心理）的相互關係。而且在靜坐的過程中，無論重視氣機或不管氣機的作用，氣脈的變化，必然循著固定的法則而引起感受。這個原理的大要，已經在過去連續的敘述中有過說明。現在只從氣機在靜坐中所引發氣脈變化的情況，再作較為詳細的解說。當然，現在所講的靜坐，同時包括佛、道兩家，以及其他各種方法的內容和作用，並非只是單指某一種靜坐的方法而言。

人體內部的氣機與空氣的關係

一般學習靜坐和修道的人，大致都很容易把呼吸的氣和空氣的氣連成一氣。因此，便認為空氣就是人體內部氣機的中心。其實，呼吸與空氣的關係，只是人體呼吸器官（肺部）的調劑作用。如果從修煉靜坐的觀點來說，那只屬於達到橫膈膜以上的效用。至於人體內部的氣機，並非只與呼吸的作用連成一氣。換言之，人與動物一樣，由呼吸器官吸收空氣，就如人們需要生火的時候，必須先要憑藉引火的燃料，用來引發本有的燃能。人體內在的氣機，猶如一個原始的寶藏，它與生命俱來，永遠潛在著無盡的功能，但不經過合理的修煉，這種潛藏的生命之能將隨老死物化而去，永遠無法發生作用。

佛家小乘禪觀的修法，便把呼吸之氣與人體內部潛能的氣機，分成三個步驟和三種狀況，這是比較正確的觀念。

（一）是「風」。這便是指空氣與呼吸器官之間的通常作用。換言之，一般人憑藉呼吸空氣的作用而維持生命的生存，這都是「風」的狀況。

（二）是「氣」。就是通常人的呼吸作用，經過靜坐方法的鍛煉以後，呼吸較為輕清而從容緩慢。

（三）是「息」。經過靜坐的高度修煉以後，呼吸之氣，到達輕微而幾乎止息的狀態，那時呼吸器官的闔闢作用，等於停廢。（但有關身體其他部分的呼吸，並未完全停止。）小腹部分以及下丹田之間，不靠呼吸器官的往返作用，自然而然發生一種翕闢的現象，這便是「息」。後來道家的丹道家們，又稱它為「胎息」。甚至，有些丹道的修法，還專門主張「心息相依」便是無上丹法的根據。其實，這種說法，都是隋、唐以後，佛家小乘禪觀的修法，被天臺宗修習「止觀」的法門所採用，漸漸普及變化，互相融會而來。因為在隋、唐以前道家的修法，雖然也很注重煉氣術，但實在沒有「心息相依」與「胎息」的理論。雖然有些假托魏、晉時代的丹經偶亦類似提到，但畢竟都是後世的杜撰，不足徵信。我們現在所討論的，並非偏向佛家而薄斥道家，這只是從人類文化歷史時代的發展過程，順便敘說一些老實話，與門戶之見無關，更與考證之學無關。如要考證佛、道兩家的修煉方法問題，實在有「刻舟求劍」，逝者難追之感了！

靜坐的休息與氣機

老子說過：「夫物芸芸，各復歸其根。歸根曰靜。是謂復命。」「天地之間，其猶橐籥乎！」「專氣致柔，能嬰兒乎！」老子這些有關修養方法的理論，完全秉承中國上古文化的傳統，從觀察物理自然的現象而立論。因為在物理界中，一切生命的生發之機，的確都是從靜態中茁壯的。尤其植物界中的生機，這種現象，更為明顯。人，雖然和植物不同，但從嬰兒、孩童，到達少壯的階段，比較起來，愈在年少時期，靜態的狀況愈多，對於生命成長的功效也愈有力，這也就是說明靜態對於人體生命關係的重大。所以一個普通人，在平日生活活動疲勞之後，必定需要休息，而最好的休息，便是靠睡眠來恢復生機。雖然睡眠與靜坐的作用不同，但睡眠確是通常人順其生命自然的一種靜態。

說到靜坐，真是一件非常可笑的事。同時，也正好暴露人類智能的大弱點。一個人的生命需要休息，這是人盡皆知的事實，也是無可否認的真理。但是一個人開始練習從坐著的姿態取得休息，便會引起很多大驚小怪的說法，所謂那是修道啦！打坐啦！灰心厭世啦！走火入魔啦！等等似是而非的觀念。其實，睡眠休息的狀態是臥倒的姿態；靜坐休息的練習，只是坐著的姿態，和睡倒不同而已。其所以加上這些許許多多的名辭和觀念，統統都是人們傳聞失實，或者以訛傳訛的零碎知識，無形之中湊合心理的好奇或心理的恐懼作祟而已，它與靜坐的本身又有什麼關係呢？

開始靜坐時氣機的反應

現在必須詳細說明靜坐與氣機的關係和作用，但是，首先必須先要瞭解一個觀念，這是指一般已經成年以後，以及已經有過男女性生活以後，乃至包括老年人的情況而言。至於未經成年的童身，那又須另作別論了。

第一反應——腿部的痲脹。在開始練習靜坐時，如果沒有以上所說的那些先入為主觀念的存在，或者能夠泯除這些似是而非的觀念，他所感覺最大的困擾，便是心理的不能平靜和生理反應的各種奇異的感受。關於心理的平靜與散亂問題，留待將來討論靜坐與心理關係時，再加說明。現在所要討論的，只是偏重在生理內部氣機的反應。關於這個問題，根據通常開始練習靜坐的統計資料，十之八、九，便是靜坐時，經過一段短暫的時間以後，首先引起感受上的壓力的，便是兩腿發痲或發脹。於是促使渾身痠疼或不安，甚至，連帶引起心理的不寧靜。如果從一般生理衛生常識來講，大多都認為那是兩腿的血管被壓迫的關係，等於一個通常不練習靜坐的人，把兩腿交叉疊起，如不隨時變更交換，只是保持一個姿勢，經過一段的時間，便有腿麻的感覺，於是就認為它是很不好的現象。

倘使從靜坐的經驗來講，這種現象，並非完全是血管被壓制的關係，實在是氣機開始發生了反應的作用。因為氣機在筋脈血管肌肉之間，不能暢通流行，所以有了脹痛麻木的反應感覺。換言之，這便證明了在生理上的陰蹻、陽蹻的氣脈上，已經有了後天的障礙。翻過來講，當腿麻到不能過分忍受時，只須輕鬆的放開兩腿，慢慢地讓它自然舒暢之後，便會感覺到由於經過這一段短暫時間的壓迫，而換得新奇的舒服和快感。事實上，當靜坐工夫到達某種適當的階段時，無論盤腿或不盤腿，這種新奇而舒服的快感，是長期永恆地存在。此時，雖然長期盤腿而坐，不但沒有妨礙，這種舒服和快感，反而愈來愈盛。

第二反應——生殖機能的勃興和其他。有關靜坐對於生殖機能的反應，為了講解的方便，必須把它分為（一）腎臟機能（二）生殖機能兩部分來講。因為在成年人練習靜坐時，最初有反應的，大多數是從腎臟部分（包括腰部）開始。日久工深，生殖器部分才發生反應。如果是少年人習坐，很多都是由生殖器部分先發生反應。

（一）腎臟部分的反應：即是說靜坐的時候，或在靜坐過後，腰背會發生脹、痛、痠、痲等情況。倘使因腎虧而患有陽萎、早洩、遺精病的人，可能因靜坐的關係，反而更有遺精或早洩的現象。如果不得其法或不知對治，甚之有至於白日遺精，大小便隨時遺精，與靜坐時遺精的嚴重症候。關於這些現象的來源，中醫認為是腎虧的關係；西醫認為是與腎臟或腎上腺、性腺和腦下垂腺，以及神經衰弱等因素有關。若是女性練習靜坐，素來患有腎虧等症，不但腰部疼痛不堪，甚至會有白帶等現象發生。其實，這不是因為靜坐的關係而產生這種不良的後果與副作用。實在是因為靜坐的關係，發動身體內部氣機的潛能，在將要通過而尚未通過腎臟與腰部的階段，由於這些部位的神經與腺路有了宿疾的障礙，所以引起這些症狀的併發。如果知道了這個原理，再得明師指導而知道對治的方法，只要過此一關，則一切有關這一部分的宿疾頓消，恢復健康壯盛，自然不成問題。倘使沒有明師的指導，不知對治的方法，最好是暫時停止靜坐，等恢復健康時，再來靜坐。如果又因靜坐而重發時，就不妨再停。如此持之有恆，再病再停，再停再坐，久而久之，自然就會完全恢復健康。因為對治的方法太多，而且要因人而施，因病而治，或者運用身體運動的各種不同姿態，再配合醫藥的調整，相當繁複，故只能說到如此而已。但在此階段，最要緊的守則，必須要絕對斷絕男女的性行為，倘使能做到不但沒有性的行為，而且無性的慾念，那便是真正無上的大藥，決定可以及早恢復健康。至於健康恢復中的變化反應，則因男女性別、年齡老少、體能強弱而有不同，恕難一一詳說，實非因為守密而不言也。

（二）生殖機能的反應：即在靜坐時，或剛剛下座後，生殖器突然勃起，甚至久堅不下，猶如亢陽的狀態，同時引起睪丸部分微細神經的跳動，以及攝護腺、會陰部分輕微的震動。在女性而言，有子宮震動或收縮，以及兩乳房膨脹的現象。如依道家某些修煉丹道派的觀念，便認為它是一陽來復之機，正好採藥歸爐，用意引動呼吸作為搬運「河車」等的基礎。這種觀念是否正確，以後自有專論，在此暫略。但在靜坐的過程中，有了這種現象之後，如果不配合心理上的性慾衝動，那確是很好的情況。這是腦下垂腺、腎上腺與性腺等活動興旺的證明，對於身體的健康，是絕對有益的現象。但是無論年齡老少、男女性別，一有這種現象發生，十個有九個半，都會引發性慾的衝動。有了性慾的衝動，就會引發頭昏腦脹的感受。甚至，還有胸臆煩悶或發生情緒煩躁的感覺，非常難以排遣。如果因此而有了性行為之後，不但前功盡棄，而且還有過於性行為或手淫的損害，倘使不加上這些心理行為與性行為的破壞，那便有如老子所說嬰兒的狀況，「未知牝牡之合而朘作，精之至也。」它便會引發生命潛能而開始生機成長的作用。然而一般練習靜坐的人，大都到此止步，極難過此一關。而且不知調整對治的方法，即使勉強壓制，久久亦成為病態，與忍精之害，有同樣的毛病。如果練習靜坐，做到絕對沒有這種現象發生，那麼，又等於生機斷絕，久而久之，便使身心枯寂無情，等於一潭死水。

三十多年前，我有兩個練習靜坐的朋友，有一位是中年人，他對我說：當他晚上和夫人一起對面靜坐時，碰到這種現象發生，睜眼一看夫人，比平時容貌更美，於是便順理成章，「只羨鴛鴦不羨仙」，進入凡夫的境界去了。另有一位是老年人，已經有六十多歲，有一次同在山中練習靜坐，碰到這種現象，變成「亢陽不悔」的情況，想盡辦法，總難收拾，甚至，利用冷水沐浴，也依然蛙怒如故。最後，他只好下山回家，尋找「老妻畫紙為棋局」去了。朱熹說的：「世上無如人欲險，幾人到此誤平生。」其然乎！其不然乎！此二公的靜坐經歷，給予我後來的啟示，與專心一致尋求其中的癥結所在，實有多者。孔子說：「三人行，必有我師焉。擇其善者而從之，其不善者而改之。」這話對於同參的道友而言，仍然具有聖人名言的無上權威。

關於靜坐中生殖機能反應的調整與對治的方法，也很繁複而一言難盡。如果真要專心致力於靜坐修道的人，最簡便而有效的方法，就是減少飲食。甚至，可以短時不食，必定生效。佛教以過午不食為戒律的基本，並非完全屬於信仰的作用。諺云：「飽暖思淫欲，饑寒發盜心。」實在不是無因的。不過減食與不食煙火，也並不是簡單易行的事，如果不明其理而不知運用之妙，因此而害了胃病，則得不償失，不關我之言不在先也。

背部的反應

為了講解的方便，現在先把靜坐過程中的種種反應，做分段的敘說，因此分解為一、二、三……的次序。這種序次的分解，並不是說修習靜坐時的反應現象，一定會循著這個程序而逐步發生；在有些人而言，這種反應會循著一定的規律，逐步的發生。對有些人而言，他會不依次序而突發的。這完全看修習靜坐者的生理健康狀況，以及心理和思想的關係。而且我們雖然把它先做逐段分解的講述，也是只舉其粗枝大葉的概要來說，並未極盡精細地詳說它的變化內容。等以後講到靜坐稍有成就，它在生理的變化中，必然循著一定的規律而產生變化的反應時，再做進一步的討論。現在銜接前期一、二以後繼續說明。

第三反應——背部與肩胛的反應。在靜坐的過程中，感覺背部或肩胛部分有了脹痛，或者有神經緊縮等現象，它的原因雖然很多，歸納起來，可以用兩個原因包括它的要點：一是氣機循督脈——「脊髓」中樞神經上昇的必然現象；一是生理病態的反應。再為分別說明如次：

（一）病態的反應：這是指一般體弱有病或年老的人，他們在修習靜坐時的現象。所謂體弱有病，包括肺病、胃病，肝臟、心臟等等內臟的病症，或者病根隱而未發。如果是有這些病症的人，當他練習靜坐到達某一階段時，就會感覺到背部脹痛猶如重壓，腰軟乏力或有疼痛等感覺。甚至，還有背部神經抽搐痙攣等的現象；或者感覺有肩凝——兩邊肩膀連帶後腦的背部，有強硬難受的感受；或者脹痛得汗流浹背，或冷、或熱。

如果有了上述這些情形，首先必須瞭解，這不是靜坐出了毛病。因為靜坐只是休息的方式之一，一個人和動物，絕不會因休息而產生毛病的。這是證明自己生理上已經有了潛伏性的疾病之反應，是值得慶幸的事。因為不經靜坐的測驗，你還不知道自己身體已經有病。而且自己能夠感覺到有病痛，正是體能發出自我治療的功效，並非是病入膏肓，達到無藥可救的地步。例如一個人受了傷，而不感覺傷處的疼痛，那就是傷勢嚴重的信號。如果傷勢稍好，便會感覺到疼痛。又如患了感冒的人，當感冒病菌尚潛伏在內時，還無感冒的徵兆，如果發出感冒的現象來了，這便是感冒已較減輕了。因此在靜坐的過程中，有了這些現象，便須注重醫藥的治療，以配合靜坐。只要具有堅定的信念，度過了這些難關，便自然而然的漸入佳境了。

（二）氣機的反應：如果是正常健康的身體，經過了以前所講的第一反應、第二反應之後，便自然而然會到達背部和肩胛部分發生脹刺的感覺。甚至，好像有一樣東西或一股力量在活動，只是很難向上衝舉。而且自己的意識，也會產生潛在的企圖，好像覺得必須要衝過去，才會輕鬆愉快。這種現象，在丹道的觀念裏，便叫它為「河車」轉到「夾脊」的一關，是打通督脈的過程現象。實際上，這是陽氣開始到達「還陽穴」的階段，如果不能把心念放鬆，不能做到渾然「忘身」的意境，它就愈來愈有壓力。換言之，每逢這種情形，你的注意力愈會向背部集中，自然而然想用意識假想的力量，幫助它向上推進，因為注意力的愈加集中，反而使腦神經、胃神經愈加緊張，甚至，過分用力，會使心臟收縮、更會增加背部脹痛的感受。有些學習道家某些丹法的人，用意去「導引」它過關，或者「以意馭氣」，觀想「河車」的運轉，配合深長微細的呼吸，以六六三十六次的深呼吸，或以九九之數的呼吸頻數，當做配合大小周天的觀念，或者配合內功運動，或用瑜珈體功等方法，引導它過關，雖然也可收到一時的效果，好像儼然有物通過「夾脊」而上衝「玉枕」，但是畢竟都非究竟，而只是屬於心理的力量，改變了生理感覺的作用，並非真是氣機通過「夾脊」的真實境界。

如果能夠做到渾然「忘身」，或者運用智力而拋捨感覺的作用，只是一味沉靜無為，等待它的充實，它便會像接觸電機的開關一樣，嗒的一下，豁然鬆弛，進入心境豁然開朗、精神特別充沛旺盛的境界。假使平常是勾腰駝背的人（受過外傷或生來如此的，另當別論。）到了那個時候，他就會自然而然的挺直腰幹，開張胸膛，呼吸順暢，胃口開爽。不過，往往因此而精神太過旺盛，不大容易睡眠。但普通一般人，都有定時睡眠的慣性，到此反而把它當做失眠的病態，心理愈加恐慌，那就背道而馳，無從說起了。

第四反應——頭部的反應。講到頭部與靜坐過程的反應，它比其他各部分都較為複雜。從中國傳統的醫學觀念來講，「頭為諸陽之首」，所以它的作用也更大。在丹道家的觀念來說，它包括了後腦的「玉枕」關，與頭頂的「泥洹」宮，都是很重要的部分。從現代醫學的觀念來說，它與小腦神經、大腦神經，以及「間腦」與「腦下垂體」等組織有關，相當複雜。而且它與五官的神經細胞，都有密切直接的關聯。因此修習靜坐的人，常常到此而發生嚴重的問題。一般世俗所謂的「走火入魔」，也都是在這個階段出了問題。現在為了講解的方便，把它就部位作三個步驟的分解，（一）後腦（玉枕）（二）前腦（三）間腦。

後腦的反應：在修習靜坐的過程中，除非耽空守寂，或靜默沉思之輩，只把心理意識的比較寧靜的狀況，當作靜坐的功效，那就無從做進一步的探討。否則，靜坐的工夫愈久，必然會引起生理的反應。等到生理氣機的反應，經過腎臟、腰、背以後，它就自然而然的會上昇到後腦階段。當這無形無質的氣機到達後腦（玉枕）的時候，最為普通的反應，便是感覺神志不太清明，有點昏昏沉沉，進入似睡非睡的狀態。在佛家修習「止觀」或「禪定」的立場來說，便叫這種現象作「昏沉」，是修道的障礙之一。在道家某些丹法的立場來說，也有誤認這是「渾沌」或「坐忘」的境界（其實是相似「渾沌」與「坐忘」的情況，並非真實），因為道家是依身起修，首先側重在生理上的生命能作入手的法門，所以認為這種現象是「養生」的妙境，這不能說是完全錯誤的觀念。佛家是從心性入手，一下子便想拋開「身見」而直接進入性靈的領域，所以凡是「昏沉」或「散亂」，妨礙了性靈清明自在的現象，統統須要揚棄，因此便認為它是障道的因緣。如果認清了原理和原則，佛道兩家對靜坐過程的異同，都不是「是非」的重點，只是所取的入手方法，各有不同的初步目的而已。其實，無論佛道兩家如何的不同，一個人，總離不開身心的相互關係和身心的相互影響。即使不注重身體，但當你進入靜定的境界，仍然還離不開此身的作用，還須仰仗此身，然後才能打破這個軀殼樊籠的束縛。因此宋、元以後的道家，對於依身起修的理論，便有「借假修真」的說法了。

當氣機進昇到後腦而呈現渾然昏昧的狀態時，如果是體力不足或身心疲憊的人，他就會垂垂欲睡，甚至，連帶體力也不能支持靜坐的姿勢了。這種情形，應該是腦部的「氧氣」不足，等於人在疲勞欲睡時，就自然而然要打呵欠一樣的情形。倘使不是體力不足，因為氣機上昇到後腦的關係，當他在似睡非睡的境界中，最容易引起的現象，首先便是眼前昏昧，一片無明，漸漸的會進入似夢非夢的光景，猶如昏黃隱約的狀態。這便是由後腦神經影響到眼神經的反應關係。許多人在這種狀態中，便會像夢中見物一樣，在昏昏迷迷中，看見許多事情和影像，可喜可愛的，可怖可悲的，種種情形，因人而異。它配合了下意識（佛家唯識學中所說的獨影意識）的作用，便會引起許多心理，和清醒以後思想觀念的種種變化。一般人所謂「入魔」，或者真的有了問題，都是出在這個階段。其中變化情況，非常複雜，它和一個人平常的智慧、思想、個性、心理、生理等，都有相互因果的密切關係。如果沒有真正的明師指導，或者缺乏自信、缺乏健全的理智與正確的思想，實在很容易走入岔路。

倘使瞭解了這些道理，當時便不理會這些現象，因為過了黑暗的夜裏，一定就會破曉。那麼，只要經過這一階段，便會稍覺清醒。或者眼前呈現點點的星火之光，或如螢火，或如鈎鏈，或者有各種不同的光色。它都與自己內部生理的健康有關，所以才會出現在「內視」的境界裏面。（至於何以會有這些光景現象的出現，其中原理實在不太簡單，以後再說。）可是一般靜坐的人，大都到此便自然而然地會想下座，或者腿痲身僵而無法支持了。

如果是身體內部並不真實健康，或者頭腦與五官部分已有病根潛在，或者如中醫所講「上焦」有火（發火），或胃部消化不良，以及其他腸胃病與各種輕重病症的關係，也可能因此而呈現眼角膜發紅，或耳鳴、耳塞等似乎是病的現象。如果是牙齒有病的，很可能便有牙痛或牙齒動搖等狀況出現。如果是有感冒潛伏在內，或者其他原因，也可能會有淋巴腺相似發炎，或者頭腦神經疼痛，或前後腦神經疼痛等症狀發生。但千萬要記住，這不是因為靜坐而帶給你不祥的毛病，實在是因為早已有病根在內，經過靜坐而促使它的發現。換言之，這是因為靜坐的關係，促使自己內在的體能發生自我治療的功效，如果持久有恆，再配合醫藥的治療，必然可使自己恢復絕對的健康，因此，自古學道的人，經常都必須對醫理有所心得。

靜坐與後腦的反應

在靜坐的過程中，當氣機達到後腦的時候，也可以說是一大進步的階段，雖然值得欣喜，但也是很麻煩而複雜的階段，極須小心與理智的審擇，需要真能瞭解習靜和修煉的「助伴」方法，例如：需要懂得醫學上的氣脈、針灸、藥物以及其他許多「助伴」的工夫和知識等。所謂值得欣喜的，是說過了這一關，便可打通中樞神經與大腦神經部分的氣脈，而漸入佳境了。所謂麻煩而複雜的，是針對一般體能衰頹，或腦神經已有病態而尚未發覺，或者是先天性即帶有精神病態和心理不正常的人而言，每每到此一關，便發生許多歧路，甚至，中年以上的人來說，也很可能發生類似高血壓的難受感覺。其實，絕不會有高血壓的可能，只是感覺上難受而已。如果到此自作聰明，再妄用守意於上丹田——腦部，便會導致紅光滿面，而發生高血壓的徵兆了。一般世俗的觀念，往往認為紅光滿面便是修道有成的效果，那真是大有問題的事，切切不可錯認。

其次，當氣機到達後腦時，耳根很可能就會聽到內在奇異的聲音，以及耳塞、耳鳴等的感覺。這種現象，都由於氣機到達後腦時，腦神經部分的氣脈將通未通，因此受到氣機的震盪而發生的腦波作用，如果其人的理智不夠清明，便會引發潛意識深處種種的幻覺，例如：有深厚宗教信仰（不論任何宗教）的人，他便會幻覺為神異的聲音，千奇百怪，難以縷述，但總不外與見聞、知覺、經驗有關的事，彼此互相穿鑿附會而已。甚至，有時候證之於小事，好像也頗靈驗，因之便認為是他力（仙佛或主宰、先知等）的靈感聲音，或誤以為是神通中的耳通。其實，這就是證明心力的本身，它的確具有靈驗的感應功能，而這些反應只不過是一種小小證驗的現象，並非是真正的「耳通」，而且對大事也絕不靈驗，如果妄信為真，必成魔境。若能不隨境轉，或者時常咽津納氣，放鬆頭腦的感覺（這必須要有堅強的意志和毅力），放心引氣下降，便可安然過此一關，而轉入前腦。倘使能懂得道家的內功、密宗的體功，以及瑜珈術的調整方法，再借助醫藥的輔佐，那就更好了。

但到此必須注意，有許多學習靜坐的人，在靜坐的過程中，氣機發生了變化時，心念的注意力，往往會被感覺的境界牽制，尤其到達腦部的時候，對感覺的注意力，更為強烈，因此而促使小腹收緊、橫膈膜上縮，甚至，連帶而有胃口不開、食慾不振、大便不暢，或大便祕結等暫時的現象。如果偶然用些消炎劑或通便藥等，也有幫助，但無論是中藥或西藥，最好要有醫學的知識和經驗，例如：中國醫藥認為肺與大腸相表裏，心臟與小腸、膀胱等又互為表裏。有時為了調治便祕，運用氣功而舒暢肺氣，就能不藥而通。心臟緊張過分，有時會引發膀胱的變化，與小便的異常，例如：驚恐過度，不知不覺便會遺尿，或小便頻繁，俗說嚇得屁滾尿流，便是表明心理足以影響生理最明顯的事實。學習靜坐的人，倘使沒有真正實驗到家的過來人的指導，應該多多參照醫理，大致也可以幫助你不會出太大的毛病。

前腦的反應

在靜坐的過程中，當氣機到達前腦時，當然已在通過後腦之後的階段。此時反應的現象，不如在後腦時複雜。它的反應，最有可能而極普通的現象，便是前額左右兩邊太陽穴的氣脹，兩眼皮有重垂而昏昏欲睡的感覺。如果體力氣機較為充沛的人，便感覺眉心和鼻根（山根）之處，有鼓脹或輕微刺激的感受。但雜念紛飛的情形，到此便自然減少而微弱，雖然神思與心境，並不清明，而帶有輕度昏沉的感覺，但較過去發生在生理上和心理上的壓力，已經迥然有別。唯一不好的象徵，便是容易引起眼睛的充血，而使眼膜有紅絲如發炎的現象。並且到此往往眼現光景，或如一團太陽之光，或如月亮之光，或如點點螢火之光，有時閃爍不定，有時固定不變，不論閉眼或開眼，都如在目前。甚至，在這些光影中，可以看見人物並預知未來的事，因此，有人便認為這就是眼通的神通境界。有許多人因先入為主的觀念，深入佛學道術的所知障，如執著圓陀陀、光爍爍等形容術語，就當為真實，而認為這種光明，就是自己性光的顯現。禪宗呵斥為光影門頭，道家認為是幻境，就是對此等初期的現象而言。其實，這是因為氣機在腦神經裏閃爍不定，所以由心念之力與腦波的震動互相排盪磨擦，而發出的暫時變化現象，並非真實。至於光色的不定，那是由於腑臟之間潛在有未發病症的象徵，例如：腎臟（包括生殖神經等部分）衰弱有病，往往便反映出黑點和黑光；肝臟衰病，光的反映則是青色；心臟衰病，反映則呈紅色；肺部衰病，反映是白色；脾胃衰病，反映是黃色；膽衰病，反映是綠色。如果配合神祕的測驗，凡是黑色光景者，主災晦；青色主憂悲；紅色主橫逆；綠色主魔障；黃、白最為平安而吉祥。不過，這也並非一成不變的定法，須知「一切唯心」，與「心能轉物」的道理，「但得正身心，魔境可轉聖」。只要在自己一念的邪正之間，深自反省檢點心裏的思想和行為，力加懺悔，才是正理。如果眼球充血不散，必須配合醫藥，自然有利而無害。

其次，停留在前腦的氣機，有時因不知適當的調整和導引，便順勢而衝向鼻端，引發鼻竇神經潛在的病症，就會經常流清鼻水，變成鼻竇炎的現象。有一派的道家，認為這種現象，便是精氣走漏的毛病，必須要緊搐鼻子，使其元氣不漏，才不會喪失至寶。其實，這種現象，是不是精氣走漏，姑且不加辯論，到此緊搐鼻子，倒不失為對治的良法。不過，如何緊搐，那是一大問題。最好而最有力的治法，必須經過醫學的證驗，確認這種鼻水，並不帶有濃汁或其他病菌，則只要淨出鼻水，然後倒吸再流的液體回去，如此多嗽幾天，就可不藥而癒，另入佳境了。否則，也有人因此而多年流清鼻水而難以痊癒，因此而引發其他的病症。過去，我親眼看見許多出家的和尚或道士，以及修道學佛的人，作工夫到此，都犯有此病而不知其所以然的，於是便舉唐末高僧懶殘與寒山子的「寒涕垂膺」來自作解嘲，真是「其鼻可同也，其愚不可及也。」筆者過去也曾經在此過程而受三年之患，終因「天啟其牖」，才自知其調理而轉入勝境。思之，不禁為後之來者一嘆！如過此一關，便有內聞檀香氣味，和各種香氣的反應，那都是發自內臟正常的體香，並非完全是外來神祕的氣息。

間腦的反應

如果氣機的衝力，過了前腦順向鼻根（山根）下流的一關，能夠隨順心力的導引而倒吸下降，它便如∞形的迴旋轉到大腦與小腦的中間（間腦），而上衝到頭頂部分。（道家稱此為泥洹宮，密宗與瑜珈術稱為頂輪與上空的梵穴輪。）然後神思大定，身形端直，一般注重道家修煉丹法或內功者，便認為是督脈完全打通的現象。其實，並不盡然，切勿錯認。這只是氣機循督脈的變化，初步打開中樞神經，進而刺激間腦的作用，促使內分泌（荷爾蒙）均衡分布的最好象徵而已。但往往有些人，到此而發生頭頂刺痛等暫時的現象，或者會有頭頂脹滿，猶如有物壓頂，或鐵箍箍頂的緊箍現象。這都因為腦神經的氣脈沒有完全打通，或者因為被感覺過度牽引所造成。如果能夠放鬆注意力，猶如捨去頭腦而聽任其自然，漸漸就會感覺頭頂中心發生一股清涼如水、異常舒適而下沁心脾的感覺。這種現象，在佛家修習禪定和修習止觀法門來講，即是輕安的前奏現象。因此，可使煩惱妄想減弱，而進入初步的定境。如果因此而有甘甜清涼的津液（由腦下垂體所發射的內分泌）下降，在道家的修煉方法而言，便認為是「醍醐灌頂」、「甘露洒須彌」，或者形容它為「玉液瓊漿」等等，而認為這是返老還童的長生藥酒，雖然言之過於神祕，但對於人體的確是有祛病延年的功效。甚至，可使胃口大開，多食與飽食，可以隨時消化淨盡，並且完全吸收食物的營養；同時也可以不食而不感覺過分飢餓，或服氣而耐餓。到此階段，容光煥發，精神飽滿，則只是附帶的必然現象而已。

此外，在氣機真正通過頭腦部分（包括前後腦）的階段，在頭腦的內部，必定會有輕微的劈劈拍拍之聲，這是氣機將通未通之間，腦神經所引起的內在反應，這種聲音也等於一個人用雙手掩住兩耳，可以聽到自己心臟與血液流通的聲響一樣，不足為奇。這是腦波震動的聲音，現在西方（美國等地）神祕學的研究，叫作阿爾發腦波（α-wave）便是這種聲音的作用。不過有時候，因為執著注意力或上焦有潛在病症時，往往會使頭腦發生輕微的振動，好像得了頭風病一樣的現象，如果不懂得對治的方法，不能放鬆感受的注意力，便很討厭地成為慣性的病態。倘使知道清心寧靜、凝神專一的心地法門，便自然而然會進入如上所說「輕安」的定境了。如果生來秉賦特別聰明的人，雖然沒有學習靜坐，可能在少年或青年的時期，也自然會有如此現象。但是從醫學的立場來講，這也可以叫它是神經過敏的一種現象，如無其他因素加以刺激，它並非病症，這點必須要在此附帶說明的。

靜坐的過程中，生理上所起氣機的感受，如果已經達到如前所說：確已有過腰部（尾閭）、肩背（夾脊）、後腦（玉枕）、頭頂（泥洹）、眉間（印堂）等逐步的反應，從一般觀念來說，便認為是已經打通督脈（脊髓神經——中樞神經系統）的現象。其實，這只是初步的生理反應而已，並非是真正的打通督脈。督脈真正打通，有種種徵候，也有種種誠乎中而形乎外的特殊象徵，並且隨時與任脈（自律神經）有互相呼應的作用。若是只有一般生理上的反應感受，還是微不足道的事。

當氣機經過這些逐步反應以後，它還盤旋在腦部的時候，最大的關鍵，就是頭腦部分，經常有脹痛難受的感覺，或有沉重昏睡的情況。甚至，影響眼神經、耳膜、牙齦、鼻腔等處，發生類似病痛的現象。或者有頭重足輕，脾氣急躁，容易光火，以及精神亢奮，大便祕結，不易入睡的反應；即使睡眠時也是夜夢不寧。這樣說來，靜坐和通過督脈的情形，比起一般不學靜坐的人，反有更多不良後果，那又何必學習靜坐呢？這可不必為此駭怕，以上所說的，只是籠統的經驗談，是憑親自經歷過的求證經驗，和許多習靜者所發生「個案」實例的總論，只是說當此過程中，會有這些現象發生的可能。有關這些現象的發生，還須視個人的年齡、性別、生理和心理的健康狀況而有差別，並非個個必然如此。而且因靜坐的反應所發生類似病痛的感覺，並非真如生病的痛苦，也只是說有「類似性」和「可能」如此而已。

總之，靜坐到了氣機上行達到腦部的時候，至少已經有了一段效果，極需要「沉心守靜」，等待氣機下降到喉管（道家叫作十二重樓）、胸部（膻中）、胃脘（中宮）、小腹（丹田），經過腎臟部分而到達生殖器官的頂巔。這一路下來，便是道家和《內經》醫理學所謂的「任脈」線路。

如何打通任脈

那麼，氣通「任脈」，是否一定會循上面所講的程序而逐步下降的呢？這是一個非常實際的問題，值得特別注意。一般學習「靜坐」和「修道」的人，閱讀有些習靜和丹經等書籍，往往「依文解義」，並無真實的體驗，或者是受先入為主的主觀錯覺造成的見解，認為打通「任脈」，一定是銜接上述打通「督脈」之後，必須如此如彼的用意「導引」，而進入「任脈」。如果是以意識作「導引」的工夫而言，有此想像，也不為過。倘使以「靜坐」作為修道入門的觀點來說，這是粗淺的作為，不足為貴。現在為了說明氣通「任脈」的情況，姑且用分解敘述的方法來講，以便學者自己神而明之，融會貫通地自去領會。

任脈的重心在於中宮：道書及中國醫學所謂的「中宮」，只是一個抽象的名稱，它主要的器官，就是胃脘，也可以說便是「胃」部。按過去陰陽八卦的抽象理念來說，它便是五行（水、火、木、金、土）的「土府」。金、元時代的中醫，對健康重點的看法，約有兩派：（一）以專治中宮的胃氣為主。（二）以專滋養腎臟「坎水」為主。這種屬於中醫醫理學理論上的觀念，在此暫且不論。而他們原始的觀念，都從陰陽八卦等抽象理念的邏輯推衍而來，所謂「四象五行皆藉土、九宮八卦不離壬」便是這些理論的依據。但依事論事、脾胃對於一個人的健康長壽和養生修道，實在是太重要了。不論任何大小病症的發生，第一項嚴重的警告，就是胃的食慾先發生問題。例如傷風感冒了的人，胃口一定不好，腸胃一定有問題。換言之，腸胃消化良好的人，即使有些傷風感冒，也漫不在乎。胃口上通食道管，就是道家所謂的「十二重樓」，下通大腸，以及連帶影響腎臟、性腺等作用。

靜坐到達腸胃有氣機在滾動，乃至氣機鳴盪，內在有如氣泡聲音等感覺的時候，這便是初步的第一徵候。經過這一徵候以後，往往有食慾亢進，或者感覺氣滿而不思飲食的現象，如果有了食慾亢進的情形，必須要節制飲食，不可貪圖口腹之慾而過分吃飽。但在此時必須注重好的營養，足使真能吸收融化。倘使有氣機脹滿不思飲食的情形，應當酌量減停飲食，以待有食慾的需要時，再慢慢的少吃多餐，以資補益。

其次，在「中宮」胃部有了如上所說初步的第一徵候發生時，也很可能在同一時期，便有打呃、噯氣、放屁等現象。有些學道的人，看丹經道書，或聽過師傅口訣，認為放屁是走漏「元氣」的事，拚命緊撮穀道，忍屁不放，弄得濁氣薰蒸內臟，至於面黃肌瘦，或者引起便祕，內外痔瘡，乃至其他的內臟病症，不一而足。其實，真正的元氣不可洩漏之說，並非是指在此過程中的屁氣，那是別有道理，容以後再說。總之，當此過程，噯氣、放屁，大可任其自由一番，以便腸胃真正清理淨盡，而有兩種現象，特別值得注意：

（一）打長呃、噯長氣，好像有嚴重胃病人的情形。

（二）大便頻頻，有的嚴重到猶如瀉痢的情形，乃至連續十天半月不等。

有關打長呃和嗳長氣的認識：這是胃氣上行（亦即同於瑜珈煉氣術所謂的上行氣發動），將要衝通食道管的象徵。等到食道管的氣機真正衝開以後，頭腦清新，胸懷舒暢。而且由頭頂降到「唾腺」所流出甜蜜清涼的津液，滑滑而自來，源源充滿口腔。這便是丹道書籍上所說的長生之酒、甘露自洒的徵候，也有用「玉液瓊漿」的神妙名辭作譬喻。過去在康藏一帶修習密宗教法，對於有了如此打長呃、嗳長氣的人，便會生起恭敬禮拜之心，認為是氣脈已有相當成就的非凡之人了。

有關大便頻數類似瀉痢的認識：一個普通的人，如果有了大便頻頻，甚至有瀉痢痾水等情形，當然是有嚴重的腸胃病，或者是急性腸炎等病症的現象。但無論屬於哪種病徵，毫無疑義的，它給予人的感受是痛苦的。倘使是因「靜坐」發動氣機的原因，雖然有大瀉或痾水等現象，但並無痛苦的感受，而且頭腦、內臟反有一種清新舒服的感覺。雖有輕微的軟弱之感，但無大礙，等瀉到最後，痾出一些稍帶紫黑色的黏液，便是腸胃的積滯，真正清除淨盡，自然而然就會停止瀉洩了。如果是專門從事養生修道的人，經過這一階段以後，心境的靜定境界，和生理上的感受，一定會進入另一新的狀況。但對飲食起居，必須適時適量，特別知道謹慎，不可貪圖口福而過飽或亂吃東西，總以恬淡為宜。尤其對於男女之間的性行為，應該特別守戒。如有家室之人，難於免俗的，至少要作到「寡欲」為上策。倘使違反了上述男女飲食的告誡，又須經過「靜坐」工夫——時間的累積，而再度發生瀉洩等現象。一般「靜坐」修道的人，「屢成屢敗」的經過，這也是其中重要關鍵之一。至於縱慾無當者流，更不在話下了。

中宮胃氣的發動和食道管：人盡皆知我們的生理，自喉頭部分開始，便分為食道（後）、氣管（前）兩支。如果氣管系統有了疾病，或者碰到傷風感冒等情形，便有咳嗽嗆氣等現象發生。而咳嗽的情形，又有乾咳和痰咳等差別。乾咳，大多由於支氣管炎所發生。可是有些痰咳，便和食道管連帶胃部的病症有關。但在「靜坐」修道者來說，當「中宮」氣機發動，有了打長呃、噯長氣的現象之後，便會感覺胸膈之間儼如有物堵塞，欲吐之為快而又不能暢所欲吐。等到上行氣充滿，忽然咳嗽帶有混濁灰暗色的濃痰，便是食道管初步打通的徵候。道家者流，對這個部分的名稱，叫作「十二重樓」。密宗者流，對於這個部分的名稱，便叫作「受用輪」（喉輪）的脈結。事實上，都是指由喉頭開始，連帶食道管而直下胃口一帶的系統。密宗的修法者，認為打通了「喉輪」氣脈，便可沒有妄念煩惱。其實，這也是籠統的說法。真正打通了「喉輪」部分的氣脈以後，可以做到減少無明的煩惱；換言之，就不像普通一般人們因胸懷煩惱而產生情緒煩躁的情形，並非完全可以到達不起妄念，但至少有可使無明妄念減輕的作用。因為完全做到妄念不生，那還得靠心理上的定靜工夫，不是全憑生理的作用即可一蹴而就。

那麼食道管對於心理和生理的健康，會有如此的重要嗎？誠然是非常重要的事。因為一般人的食道管，是經常輸送飲食的主要孔道，雖然飲食經過這條孔道就送到胃裏去接受消化，但是有些飲食的渣滓，仍然還會停滯在食道管的壁道上，日久年深而不加清理，便如輸送油管或輸送水管一樣會起銹硬的障礙作用，所以食道管癌等病症，也因此而引發。例如用玻璃杯沖泡一杯牛乳，無論如何，玻璃杯壁上，一定會留下一些牛乳微細的成分。至於其他的食物渣滓，就更容易留下痕跡，雖然生理的本能，有自動清除的功用，但一時也難完全消失淨盡。修煉健身瑜珈術的人們，經常要吞用一條長紗帶來洗刷胃部和食道管，也便是為此之故。如果能夠由「中宮」胃氣的上行而打通了食道管，則對健身瑜珈術的修煉方法，反覺甚為粗鄙。

有關道家上下「雀橋」之說和舌抵上腭：待胃氣上行，打通食道管以後，則胸間「膻中」部位，自然有豁然開朗之感。甚至，守靜之極的人，還可感受——聽到心臟部分，似乎有劈拍開裂的聲音，猶如佛家所形容的有「意解心開」的感覺。此時儼如有物下沉，氣入小腹，舌尖上翹的自然反應發生。無論佛、道、密宗、瑜珈術等任何一家的打坐方法，都以舌抵上腭為基本坐式的內容之一。從一般的觀念來說，舌抵上腭，是為銜接上腭門牙兩齒縫之間的唾液，吸收「腦下垂體」所放射新生的津液（內分泌之一），以便「嚥津納氣」，用作「返老還童」的修煉工夫。所以一般初學打坐的人，只要依照舌抵上腭的姿勢去作，便自然而然有津液滿口，需要嘓嘓吞嚥的現象。甚之，津液有時還呈甜淡和清香的滋味，嘗所未有。但到了胃氣上行，通過食道管的時候，喉結骨自然內收下壓，舌尖便自然上翹，進而可以直立接觸到小舌頭部分，內捲而封住喉頭，使呼吸之氣，自然由輕微無聲而達到接近停止的狀態。這種情形，便是道家丹經所說的駕起「上雀橋」而登天梯的現象。在瑜珈術的靜坐法而言，這是真正自動作「瓶氣」的工夫，停止呼吸的作用。於是，後腦神經震動所生的「天籟」鳴聲和震動的異聲，所謂「腦後鷲鳴」、「眼現金光」的現象，便自然而然愈加清晰，心境寧靜無妄的境界，也愈來愈加清明。

雖然如此，但自「中宮」胃部所起的下行氣，是否真已進入下丹田（小腹內在的中心點），還是值得特別注意的問題。如果在童身（指性知識和情竇未開的名辭）修道者，這個問題又當別論。倘使從一般已經有過性行為或變相性行為經驗（如手淫、夢遺等）的人來講，真正氣歸丹田氣海，並不如此簡單。因為當下行氣將通丹田氣海的時候，小腹和恥骨以上的神經，都自然而然會有刺痛的感受。等到這種刺痛感覺完全過去，氣機直達「海底」（會陰）——攝護腺部分而貫到生殖器（女性僅到子宮部位）時，只須稍加注意，便會自然收縮回轉。攝護腺乃至會陰部分，都會自然生起緊縮的情形，丹田（小腹）充滿，發生內呼吸（指小腹內在的輕微呼吸的現象），這便是道家丹經所說的「下雀橋」的作用。再進而到達口鼻呼吸與內呼吸完全靜止，生殖器的收縮和睪丸的收緊，就如嬰兒未孩的狀態，這便是一般道家丹經所說的「馬陰藏相」的初步現象。到此，飽食多吃和服氣不食，都無所謂，便可真正實證到「靜定」的初步工夫。但是差距真正打通「任」、「督」二脈，和修道入定，超越人天的境界，仍然還有一段並不短暫的距離。

上文講到在靜坐過程中氣機發動之後，任督二脈有了反應的種種情形，並非就算是任督脈的真實打通。可是一般人便把這些反應作用，認為是任督脈打通的現象，真有「迷頭認影」，自落癡狂的見病之嫌。不過只對健康長壽來說，如果運用恰當，卻也不無小補。倘使真要誠心學道，那便要審慎明辨，不可認妄為真了。

前面講到有關（中宮）胃氣發動上衝食道管時，便有噯氣打呃的情形，曾經引起一些作靜坐工夫的好奇朋友，紛紛來函詢問每個人自己打呃噯氣的現象，是否便是這種景象？實難以驟答。總之，無論因靜坐作工夫所引起的噯氣打呃，或因胃部有病症所發生的打呃噯氣，統統都是腸胃有廢氣（Gas）的關係，那是毫無疑問的事。調整中和腸胃廢氣的方法，無論中醫與西醫都有藥物，不妨求醫診斷，加以藥物的幫助，對於修習靜坐，絕對有益而無害。尤其修煉道家的人，非常注重外金丹（藥物）的作用，以輔助修道的進度，此所以學道者不能不通醫理之原因也。

不食人間煙火與中氣的作用

倘使真從本身「中宮」的胃氣發動，上通食道管「十二重樓」，舌頭自然而然上扣上雀橋（小舌與兩鼻內孔通氣之處）直接腦下垂體散布的內分泌（頭頂下降的津液），隨時嚥食清涼甘芳的液體，就可漸漸至於不需雙鼻呼吸通氣，自然而然做到了停止粗呼吸的往來。這是瑜珈術中強制修煉壺式「瓶氣」，和道家強自閉氣所希求的難得境界。到了這種程度，對於飽暖飢寒和外界的寒溫暑濕，便能產生較強的抗力。甚至，可以做到不思飲食，自然減少睡眠的功力。但必須親近真正過來人的明師指導，適當地減除飲食，乃至暫時不食，方可漸漸深入初步的一種定靜境界，而非平常的感受所能領略得到的滋味。可是到了一個階段以後，仍然需要好的飲食滋養，才能更加充實內力而打通性腺部分（進入陽蹻、陰蹻）（暢通四肢陽維、陰維），而達美不可言的景況了。至於哪樣程度才可暫停飲食？哪樣情況需要重新補充飲食？那就要看修習人的實際進度而定，不能紙上談兵似的妄加預言了。這種情形，過去在道家丹訣上，稱之謂「火候」，等於煮飯燒菜的火功一樣，需要當時的心領神會，不是完全呆板接受而不變的。

大腹便便不足道

但是當任脈通暢的象徵稍有「火候」，也就是內呼吸（小腹丹田部分的呼吸）有了作用時，大多數都會隨著這種作用，自然氣沉丹田，變成「揠苗助長」的現象。因此造成小腹充實，外形突出猶如一個圓鼓狀，而儼然以此沾沾自喜，自認已經達到「丹田有寶休尋道，對境無心莫問禪」的境地。其實，這是非常糟糕的現象，如果一味妄加注守丹田，就會引起腎臟、性腺、大小腸部分種種的反效果，更不容易打通帶脈（圍腰圈身一帶）的氣機。此時必須注意稍微用意收縮小腹（恥骨以上到肚臍部分），迫使氣機自然打通帶脈範圍。但又不可過分用意，造成感覺上太過著相的流弊。如此久而久之，氣機由會陰（海底）部分發動，循左右兩大腿的大脈管而逐步逐節下行，一直到達兩腳足心為止，漸漸消除盤腿而坐的痠、痛、脹、麻、癢等感受，由此再進而達到兩腿和足趾，以及胯、膝、足踝骨，和每一節神經、每一細胞，都發生暖、軟、輕、樂的快感。甚至，不但不想下座，反而喜愛盤腿久坐，貪圖其樂而入於輕安舒適的妙境。由此境界再加沉靜止定久了，氣機再循督脈的腺路，上衝腰、背，暢通左右兩肩胛的神經叢而達於兩手指尖和手心。全身軟化，融融陶陶，而有「柔若無骨」的感受。然後氣機的感受，再循小腦（玉枕、泥洹）上行而到達前腦部分，隨著細如無有的極微呼吸，沉沉下降，充滿全身而暢通四肢，平常所有身體存在的感受，此時幾乎毫無感受，恰如老子所說的：「專氣致柔，能嬰兒乎！」到此地步，才可勉強說是任督二脈初步暫通的象徵。從修習靜坐而希求健康長壽的目標，或進而追求修道的效果來說，打通兩腿神經下行氣的重要，比起打通任督二脈的重要，只有過之而無不及。倘使工夫沒有到達腿部發生妙樂、暖、軟、輕靈的境象，便自認為已通任督二脈，那便是自欺之談，誤人不淺。

人身和人參的兩足之重要

天地間的萬物，大體歸納來說，不外動、植、礦物三大類。礦物屬於「地大」的固體性，姑且不論。凡是植物生命的泉源，都從它深入大地的根柢而來，尤其如人參等的根足，其形狀更與人形相似，可以引用作為此類的發明。人是動物中至精最靈的生命，人與植物以及旁生橫走的動物都不相同，人的根源在於頭頂，頭頂以上的虛空，就好比是植物的大地，而人的兩腿雙足，等於是植物枝葉的巔末。修習靜坐做工夫，如果氣機沒有到達兩腿雙足而暢通四肢的神經末稍，等於一株枝葉枯落的枯木，雖然榦身尚未朽腐，那也只是「不亡以待盡」而已，畢竟未能恢復生機。如果兩腿雙足的氣脈輪轉通暢以後，腰桿自然挺直，臀部肌肉收放有力，走起路來，腳踏實地猶如凌虛步空，甚至足底踏觸的大地，猶如軟褥重茵，像似海綿一樣的感受。假如又兼習武術練功夫的人，到此自覺身輕如葉，整個四體只有一具微細輕靈骨架存在的感覺，只須用一隻腳的大拇趾，即可立地如釘，自然挺立不倦。相反的，如是因有病而體力衰弱的人，「近死之心，莫使復陽也。」同樣的也會產生如上述這些感受，不可錯認重心，自以為是，那就笑話大了。

前面講過打通「任脈」的一些粗淺反應和景象，並非就是通「任脈」的全部微細說明。實際上，「任脈」的難以打通，比打通「督脈」尤甚。一般修習靜坐的效果，大體上都從「督脈」反應比較顯著的現象而說，對於「任脈」真正打通的作用，都是「語焉不詳」，甚至，大多有茫然之感。其實，道家與中國醫理學上所謂的「任脈」，包括現代醫學自律（自主）神經的系統，以及內分泌（Endocrine）系統與腑臟的所有機能。如果從打通「督脈」——脊髓神經、腦中樞神經部分的效驗，進而暢通「任脈」，那麼，體內所有的五臟六腑，自然而然就有良好的變化反應，促使生理的新陳代謝轉向健康旺盛。道家相傳的術語所謂「一脈通時百脈通」，應該是指打通「任脈」而言才對。有關「任脈」通暢的種種情景，一時難以盡述。現在暫就其他有關氣脈的要點，先行述說，或者可以連帶反覆說明其內容。

氣脈的異同之爭

靜坐與生理的反應，依照中國道家修煉神仙丹道的方術，以及中國醫理學鼻祖的著作——《內經》的原理，有關「任」、「督」二脈與「奇經八脈」的神奇古怪、迷離惝恍的傳說，大體上，已如上文陸續剝去神祕的外衣，逐步的講解。當然囉！打通氣脈的過程與所生反應的各種現象，因有男女老幼和身體強弱壯病的不同而各有差別。即使一般的感受完全相同，而智能理解的各別，與所發生枝節上的感覺和體驗，也會造成許許多多的不同。我們過去所講的，只是原理原則的大要，並無多大的出入。

但除了道家修煉方術上的「任」、「督」脈等的說法以外，另與道家有類同關係的西藏「密宗」和印度「瑜珈術」等，對於氣脈也有同等的重視。可是「密宗」和「瑜珈術」的氣脈，卻注重「三脈四輪」或「三脈七輪」，與道家的注重「奇經八脈」，幾乎完全不同。因此修習「道家」與「密宗」

或「瑜珈術」的人，不但在方法和理論上互有扞格之處，同時也因此形成門戶不同的異見，互相排斥。此所以被一般人視為「江湖」方術，難以入於正統學術之林，這也是一個重要的原因。其實，這個問題的癥結所在，是由於所學的不博，或者好學而不深思體究，因此沒有融會貫通，視同冰炭。殊不知無論學「道」、學「密」、學「瑜珈」，乃至要做道、密、瑜珈的工夫，要達到他們所標榜的境界，除了以身心作工具，由這個身心來實驗方術的效果以外，更無別的依據了。既然同是運用人我的這個身心，難道因為方法的不同，就可以使得五臟六腑、神經、骨骼等改易位置，另外換成一副不同的形態嗎？既然不能，除了在觀念與感覺上，受先入為主的理論影響，產生不同的幻覺以外，還有別的具體事實，足以證明其中的確是有異同嗎？如果勉強說是的，那也只是感覺上所注意的重點不同，絕非另有一副不同的身心。

道家與密宗有關氣脈的圖案

中國道家的氣脈之說，由書有明文的《莊子・養生主》篇中提出「緣督以為經」與「中於經首之會」的概念開始，就一向被認為「任」、「督」二脈為修煉靜坐的要點所在。其實，除了以「任」、「督」二脈為主脈而外，最要緊的，還是以「奇經八脈」為全部氣脈的中心體系。但自上古印度的傳統演變而來的西藏「密宗」，它修煉氣脈的方法，幾乎完全與中國「道家」不同。它是以人體內部的「三脈七輪」為主。所謂「三脈」，便是左右中的三脈；「七輪」，便是由梵穴到會陰（海底）的七個主要部位（如圖一）。

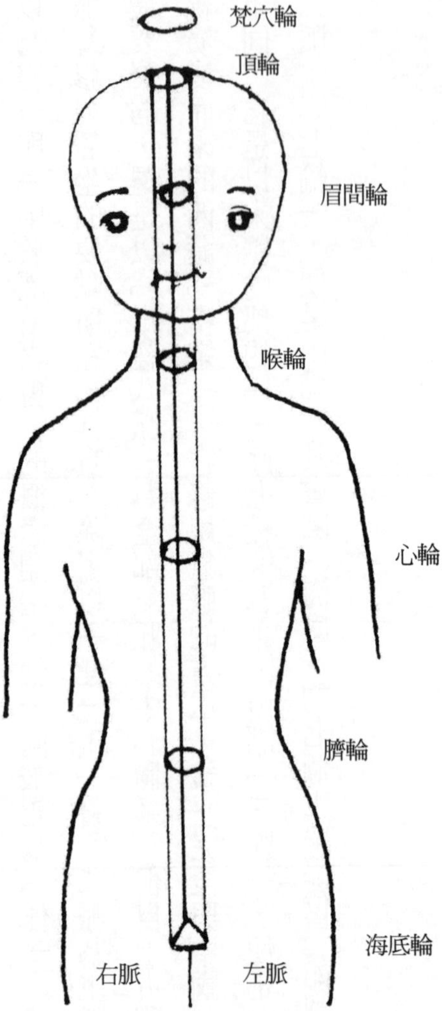
梵穴輪
頂輪
眉間輪
喉輪
心輪
臍輪
海底輪
右脈
左脈
中脈

圖一

從「道家」先入為主的修學者，往往對「密宗」之說棄而不顧；篤信「密宗」的修學者，每每視道家為旁門。殊不知「密宗」與瑜珈術的氣脈之說，是包括上行氣、下行氣、中行氣、左行氣、右行氣等五行氣和五方佛的作用。魏、晉以前的道家修煉丹道之說，也最注重五行與五色氣的重要；所謂前「朱雀」、後「玄武」、左「青龍」、右「白虎」等說法，在人體而言，也便是包括了五行氣的暗示。宋、元以後的道家，雖然只以「任」、「督」等「奇經八脈」作為方術理論的依據，但對左（青龍）右（白虎）二脈的重視與效用，仍有同等的重視。倘若有人博學、審問、慎思、明辨地滙通了各家的所長，便可知道在靜坐的進度中，真正打通「任」、「督」二脈以後，自然而然就會發現左右二脈和中脈的重要了。如果沒有真正打通左右二脈和中脈，要想進入真正的「禪定」；也就是道家所謂「凝神聚氣」和「煉氣化神」而進入「天中天」的境界，這是絕對不可能的妄想。換言之，真正打通「任脈」以後，如「密宗」與「瑜珈術」所謂的左右二脈，也便自然暢通迴旋而無障礙了，靜坐的工夫，必須到此境界，那麼才可由技而「進乎道矣」。同時距離打通中脈的遠景，才有希望。

現在讓我們看看中國道家中奇經八脈的分布路線。根據《黃帝內經》、《難經》的記述，綜合整理如下：

（一）督脈：

督脈分布路線共有四條：

(1)起於會陰部，循脊柱向上分布，至頸後風府穴處，入腦，上行至腦巔頂，沿頭額下行，達鼻柱。

(2)起於少腹胞中，下抵陰器、會陰部，經尾閭骨端，斜繞臀部，入腎臟。

(3)起於目內眦處，上額、頭頂部，入絡於腦，又分別下頸項，沿脊柱兩旁下行至腰中。

(4)從少腹直上，過肚臍，上連貫心臟，進入喉部，上達面頰，繞唇，抵目下中央部位（分布見圖二）。

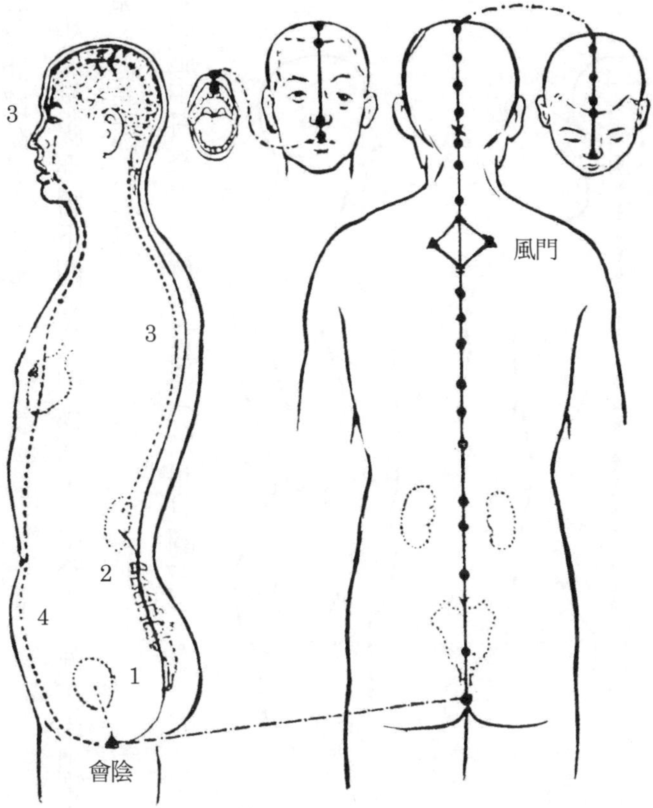

圖二　督脈

（二）任脈：

任脈分布路線共有二條：

(1)起於少腹部臍下四寸的中極穴，沿腹、胸部正中線直上達咽喉，再上行頰部，經面部入眼部。

(2)由胞中貫脊，上行於背部（分布見圖三）。

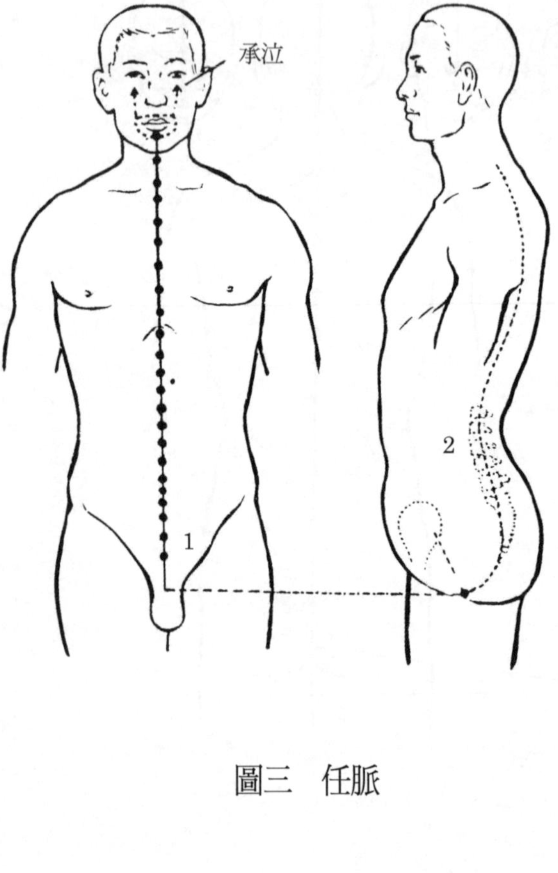

圖三　任脈

（三）衝脈：

衝脈分布路線有五條：

(1)從少腹內部淺出於恥骨外二寸的氣衝穴，與足少陰腎經併合上行（任脈外一寸），抵胸中後瀰漫散布。

(2)衝脈自胸中分散後，又向上行到鼻。

(3)脈氣由腹部輸注於腎下，淺出氣衝，沿大腿內側進入膕窩中，經脛骨內緣，到內踝後面，達足底。

(4)從脛骨內緣斜下行，到足跗上，分布於足大趾。

(5)由少腹的胞中，向內貫脊，循行於背部（分布見圖四）。

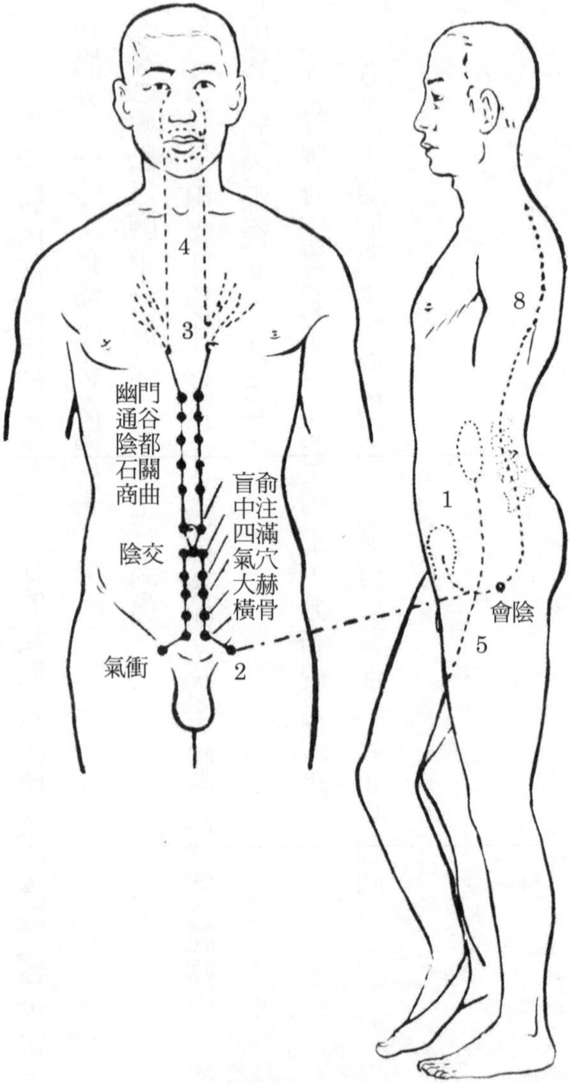

圖四　衝脈

（四）帶脈：

帶脈起於十四椎，當季脇部下面，環行橫繞腰腹，約相當於繫腰帶的一圈（分布見圖五）。

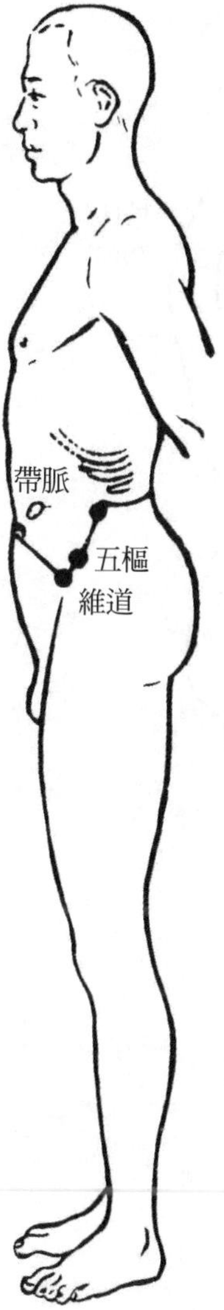

圖五　帶脈

（五）陽蹻脈：

陽蹻脈起於足外踝下的申脈穴，沿外踝後向上，經股外側，分布於脇肋，循行於肩膊外側，沿頸，上抵口吻旁，達目內眦，入髮際，循耳後，到達風池穴，由腦後兩筋間的風府穴入腦（分布見圖六）。

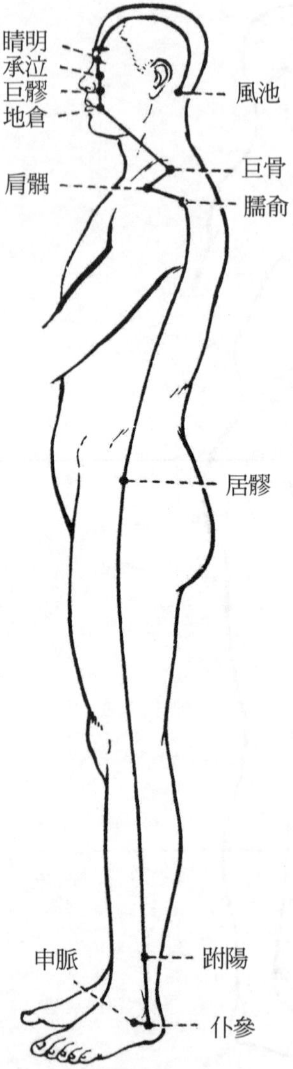

圖六　陽蹻脈

（六）陰蹻脈：

陰蹻脈起於內踝下的照海穴，循內踝，股內側，過陰部，循行至胸前，沿喉嚨入面部，抵目內眦，再上行至腦（分布見圖七）。

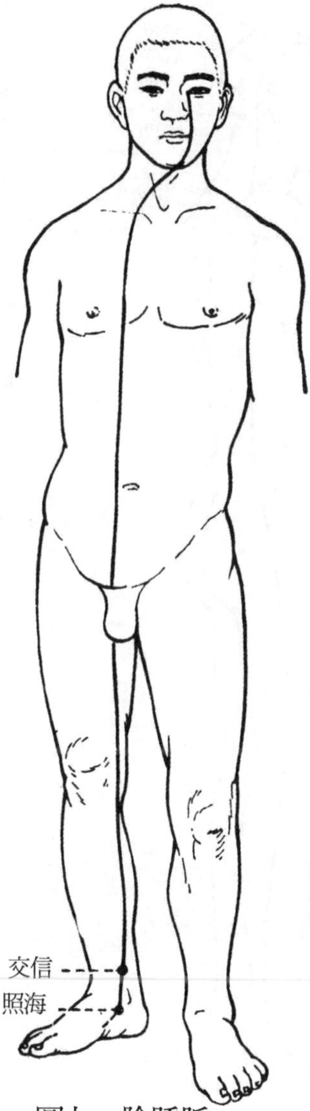

圖七　陰蹻脈

（七）陽維脈：

陽維脈起於諸陽經的交會處，即起於足外踝下的金門穴，上沿股外側，抵腰側部，斜上肩胛處，上頸後，分布至耳後，到頭額處，再循行至耳上方，到頸後風府穴（分布見圖八）。

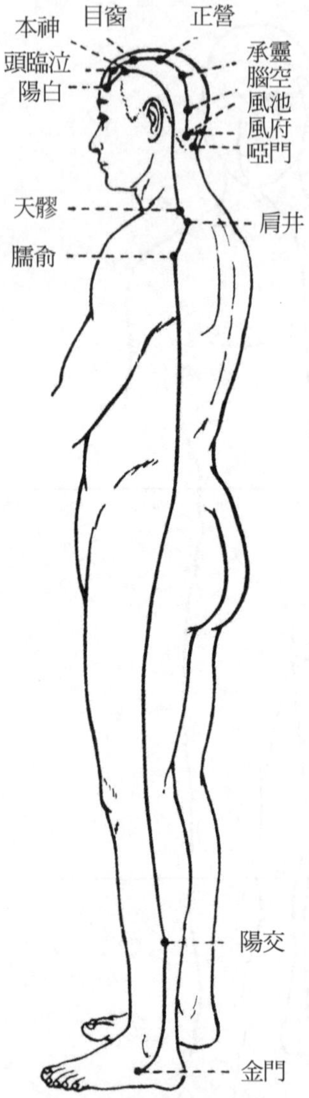

圖八　陽維脈

（八）陰維脈：

陰維脈起於諸陰經交會處，即內踝後上五寸的築賓穴，上沿腿、股內側，進入少腹部，上連胸部，抵咽喉兩旁，與任脈會合（原文及分布見圖九）。

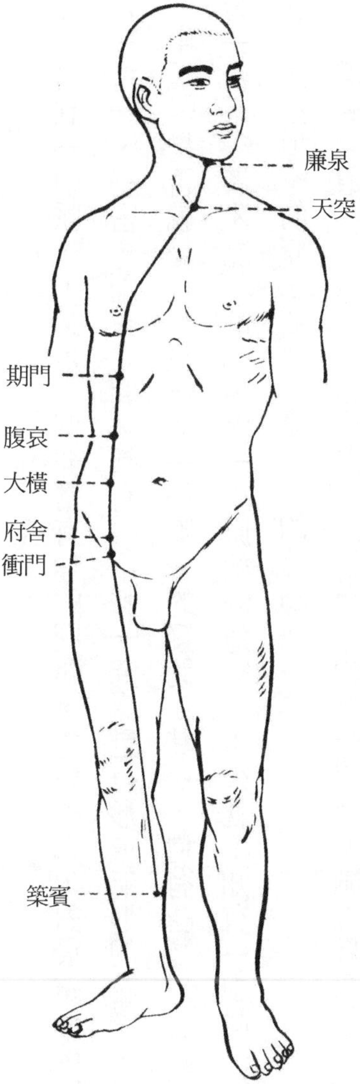

圖九　陰維脈

中脈的重要諍論

講到「中脈」，又是一個非常有趣的問題。據我所知，對於這個問題，在「道」、「密」兩家之間，都有「中脈」究竟是有形或無形的論辯，以及「中脈」是否就是「督脈」與「任脈」的疑問。其次，還有認為只有真正修習「密宗」者才能了解「中脈」；原始的道家，本來就不知有「中脈」的存在，所以道家的修法並非究竟等等的諍論。

關於「道」、「密」兩家對「中脈」認識問題的論辯，實在是一個誤解。如果只根據宋、元以後的「丹經」道書來講，他們言不及「中脈」，那是事實。倘使研究中國自古以來傳統道家的方術，便不能忘記《黃帝內經》與《黃庭經》等。《內經》早已有了「中脈」之說，不過在《內經》上的名稱，稱它為「衝脈」而已；《黃庭內景經》的中黃，便是以「中宮」為主，只是沒有像「密宗」與「瑜珈術」的特別強調「中脈」而已。

瞭解了這個觀念以後，再來研究中國傳統文化中正統的丹道，並沒有認為「督脈」或「任脈」就是「中脈」的道理。因此，根本用不著非常吃力的去為它辯護了。宋、元以後的「丹經」，許許多多只是一偏之見，一得之論，一家之言，並不足以概括正統道家的全環，這是絕對不可以誤解謬認的事實。道家所謂的打通「奇經八脈」，如果沒有到達「衝氣以為和」，乃至「黃中通理，正位居體，美在其中而暢於四支」的實際境界，那就根本全是空言，更無法了解「中脈」真通的景象了。

如果工夫到達「奇經八脈」完全打通，有了「衝氣以為和」的境界時，那便有莊子所謂的：「墮肢體（沒有身體四肢的感覺），黜聰明（絕對沒有妄想），離形去知，同於大通，此謂坐忘。」此時「中脈」的功能發動，首先便有引伸上下通於無際的覺受，自然而然便呈現「萬里青天無片雲」的晴空境界。甚至，無論白天黑夜，滿天繁星呈現眼前，猶如「掌中觀菴摩羅果」一般。平常所有的知覺和感覺狀態，一起忘卻無遺；所有人我是非等等世俗觀念，完全遠離消散。

但「中脈」的打通，並非就是全部道果的完成。嚴格說來，打通「中脈」，也只是入道基礎的真正穩固而已。從此以往，前途更加微密深邃，大須仔細努力，的確非有明師指點不可。此外，在打通「中脈」之前，當然先由左右二脈的通暢開始，但左右二脈的通暢，也並非只靠「瑜珈」的呼吸氣功便可奏效。真正打通左右二脈的人，外形的證明，從頭頸的圓滿狀態，和頸部左右兩大動脈管的平滿，以及頸有圓圈的象徵，可以得知。否則，盡是誤人誤己的空談，毫無實義。

關於靜坐與「道」、「密」兩家氣脈的大要原則，到此暫時告一段落。此後再就靜坐與修道的種種關係，逐步分解詳情，另行述說。

為什麼氣脈會震動

靜坐與氣脈的關係，以及氣脈的變化與生理反應的種種現象，大體已如上述。但許多修習靜坐的人，生理與氣脈的反應，並非完全一例。既然同樣都是人身，同樣都是靜坐，是不是因為入手的方法不同，氣機的反應就會有不同的效果呢？這可從兩方面來講：

（一）由正規的靜坐與修道來講，除了經由「任」、「督」脈循規蹈矩的反應以外，實在別無他路。

（二）由體力的強弱、疾病，或年齡、性別的各種不同的因素來講，氣脈與生理的反應，也就各有差別。

至於因入手方法的不同而產生各別的反應，雖然也有一部分的關係，但並非主要的原因。例如：

（一）許多學習靜坐的人，往往有身體震動的現象發生，甚至，由內部的震動而變為全身四肢的跳動，或者自然而然會做許多不同的姿勢，猶如瑜珈健身術的動作，或如太極拳一類的動作。在一般重視神祕觀念的人看來，就認為這是神奇玄妙而不可思議的事。過去有些專門學習「打神拳」的人，便是由這種現象開始。歷史上所謂「義和拳」的「神拳」，乃至有人練習翻「筋斗雲」的工夫，也是從這種現象而造成誤己誤人的後果。

實際上，這是「神祕」嗎？不是的。這種作用，一半是心理的作祟，一半是生理的關係，而且生理的關係，還是受到自我心理的暗示而來。它所發生的原因，是由於在靜坐中，用心太過迫切，因此而引起神經的緊張。再由神經的緊張，反映到潛意識的作用，便使軀體內部神經和肌肉，有了初步抖顫的反應。有了這種反應以後，潛意識自我的暗示，自然而然便進入自我催眠的狀態，因此便會促使神經的震動。因為潛意識對自我起了暗示的作用，便很容易使四肢和整個軀體，發出種種類似有規律的動作。但是一般人，有了這種現象以後，百思不得其解，或者受到震動以後的疲勞所影響，深怕「走火入魔」而放棄了靜坐或修道。有些人則認為已得「神功」，就樂此不倦，自認為有了得道的基礎了。很少有人能夠在這種情況中，深思反省這是由於心理意識自我暗示的關係，因此促使神經緊張所造成的效果。而且由於軀體的發生運動，反而使氣機不能進入「任」、「督」脈的真正軌道，而只在肌肉和筋絡之間流行暢通。

如果初學靜坐之目的只求健身強心，或者希求達到如武術「內功」一類的工夫，那也可以由它發展下去。倘使志不在此，那便需要做到自我內心的安靜，暗示神經肌肉的鬆弛，如此方可「更上一層樓」地另外進入靜定的境界了。

（二）有些人因為身體已有病苦而學習靜坐，如肺病、胃病、肝、腎或各種類似有神經性的病態。當他靜坐的過程中，極可能感覺到體內的氣機，在每一部位發生滾轉的現象。大概說來，凡是肺、腎部分衰弱的人，它所引起的反應，往往會感覺氣機在身體左右兩邊作有規律的旋轉。如果是腸胃有問題的，便會感覺在腹部旋轉。倘使肝臟或心臟有問題的，很可能就會感覺胸膪之間或橫膈膜部分，猶如有物堵塞，好像一個痞塊似的。假使能夠打通這種痞梗的感受，便會豁然開朗。不過，更有可能會有大便溏瀉，屙出黏液等的情形發生。

總之，例如《因是子靜坐法》的著者蔣維喬先生，他便是因少年時期患有肺病而開始靜坐，因此自把靜坐過程中所得的經驗，筆之於書，於是就有氣機旋轉等等的現象。此書大可提供學習靜坐者的參考，但絕對不能奉為金科玉律，視如圭臬而一仍不變。

打通氣脈為什麼

除此以外，依循正規靜坐的法則，倘若氣機通過「任」、「督」二脈，則會發生猶如道家所謂的「大周天」與「小周天」的種種景況，而且都有正規而準確的反應。乃至猶如密宗所謂的三脈四輪都打通以後，又應該怎樣，才是合於修道的規範呢？這個問題，倒是極為重要的問題。在一般修煉丹道者的立場而言，對於氣機通行「任」、「督」二脈，運轉「河車」而契合於大小「周天」，向來都視為是無上的祕訣。

但是很多人都忘了「河車」運轉，轉來轉去，又轉到幾時為止呢？須知運轉「河車」，氣通「奇經八脈」，並非就是靜坐和修道的極果。嚴格說來，「河車」運轉和氣通「奇經八脈」，那只是靜坐和修道的開始築基，它對於健康祛病，不無功效，而對於修道與證道，那只算是開步走向軌道而已。「河車」運轉和氣通八脈以後，到了某一適當階段，氣機就自然的不再轉動。那時由於氣機的充盈不動，身體漸感輕靈暖軟而達到「忘身無我」的境界。此時才能豁然自省，認得「圓陀陀，光爍爍」的性命的本元。它確然與後天有形的身體可以分離與和合。然後再把這一靈明的性命之本，重新渾和這個後天的身（爐）心（鼎），繼續鍛煉，如此才可以使得此身此心，能分能合，而奠定修道與證道的堅固基礎，這樣才算是有了初步的成果。

關於前者「河車」運轉和氣通八脈以後的情景，一般丹經道書，只用「璇璣停輪，日月合璧」來作身心空靈渾一的代名辭，從來都被視為神祕而不肯輕易洩漏天機。致使後來的學者，舉世滔滔，統統陷於迷陣而乏程序和條理以資遵循。古人們如此作法，與他以「度人」為出發點的心志，究竟是否相合，實在難以辯說了。

關於後者，一般道書，大多只用「重入爐鼎，再整乾坤」等等的形容辭輕輕帶過。其中應當如何若何的再進一步來確實修證，尤其不肯明言，「恐遭天譴」。事實上，天心有好生之德，如果真正與人為善而又曲遭天譴，亦應「當仁不讓」而樂於為人，何必太過自私。

但是在一般學習靜坐和修道者而言，能夠達到真正的「河車」旋轉而氣通八脈的，已經絕無僅有。何況過此以往，真能了解身心性命的可以分離、可以凝合的境界，實在萬難得一。因此縱使要誠心付授，又有誰能一聞而悟地承受得下。並且由此以往，都是超越形而下而進入形而上的境界，即使願意明明白白的細說端詳，又有誰能具備超世的智慧與經驗可以領會「通玄峰頂，不是人間」的旨趣呢！好了，這些話，可以到此煞住，再說下去，真有可能被人認為是「走火入魔」的瘋言瘋語了。

靜坐與鍛煉精神

一般學習靜坐的人，歸納其動機與心理意識，大約可分為三類：

（一）具有宗教的情感。

（二）愛好神祕的探討。

（三）企求長壽與健康。

以靜坐的立場而言靜坐，所有宗教的意識，神奇的觀念，長生不老的希望，統統歸之而入於靜坐的範疇，也不為過。但無論基於哪種動機與心理，開始學習靜坐，總會或多或少，受到道家神仙丹法等觀念的影響。所謂道家的神仙丹法，主要理論便是「人身原來有藥醫」等返老還童的思想。但是這所謂的藥，並非專指醫藥的藥。醫藥的藥物在神仙丹法的理論中，叫作「外金丹」。外金丹對某些人，或者修習靜坐到達某種情況的時候，是不可或少的一種輔助。可是以靜坐與神仙丹法綜合來講，特別注重於「內丹」的修煉。講到內外金丹，便會使人聯想到中國歷史上，許多帝王與名士們，都想「服藥求神仙，反被藥所誤」等自作愚弄而死亡的後果。至於「丹」的正確內容和定義問題，查遍「丹經」道書，均莫衷一是而茫無所從，徒增迷離撲朔而已。我們把這些近乎原則性的理論，也暫時推開不談，等到將來有時間再加討論。現在所要講的，便是討論明代以後神仙丹法的「三煉」之說，以及它與靜坐和氣脈的關係。

三 煉精氣神之說

明、清以來，修習靜坐或修煉丹道的人，普遍流行著一種觀念，那便是「煉精化氣、煉氣化神、煉神還虛」，以及最後一句的「粉碎虛空」而歸到「大羅金仙」的境界。因此大多認為人體內在的「精」便是「金丹」的「丹母」。湊合「持盈保泰」與「保精養氣」等理論，使人重視「煉精」的工夫和方法，便是學仙或「長生不老」的基礎。尤其如伍冲虛、柳華陽師弟一派（以後簡稱伍柳派）的丹訣，完全從這個理論出發，作為丹法的基本依據。清末民初，佛家某大師，力闢煉丹修道為旁門左道之術，甚至，視為邪魔外道的魔子魔孫，不屑一顧。這種觀念，未免有「矯枉過正」，和「孤陋寡聞」之憾，而違反了「法門無量誓願學」的謙冲。老實說，無論學道學佛，能夠從保養精氣，「清心寡欲」作為入門的起手工夫，因此而不犯男女性行為的「淫慾」，對於以「持戒」為宗的「律宗」來講，應該是件非常良好的善行。如果也並此而闢為邪魔外道，未免有傷「佛門廣大」包羅萬象的容德。況且清代以來的出家佛教徒們，叫漏精（遺精）為「漏丹」。對於長坐不臥而精進修行的人叫「不倒丹」（即是不倒褡的變稱），豈不是早已承認以不漏精為「持戒」（不犯淫戒）的根基嗎？問題只是要了解什麼才是「真精」？乃至人體內在的精蟲與卵子，它與「煉精化氣」的「精」，究竟有些什麼關係？必須要弄清楚這些道理，才好正式從事「修道」或「靜坐」。如果對這些原理不明，一味盲修瞎煉，雖然也可說無傷大旨，事實上卻有「十人九錯路」的弊病。

修煉的時間和程度之說

同時修煉仙道丹法的人，自明、清以後，從伍柳派的重視和提倡以來，對於修道成仙的過程之說，又非常流行。由此而配合「三煉」的理論，湊泊的如合符節。如說「百日築基」是「煉精化氣」的工夫。「十月懷胎」是「煉氣化神」的工夫，「三年哺乳」是「煉神還虛」的工夫，「九年面壁」是「粉碎虛空」的最後一著。而且還有人拿它與密宗的修煉方法相比，證之於木訥祖師（密勒日巴）由修持到成就的經過，在時間上恰又非常相似。因此這種煉養的程序之說，便深植人心，牢不可拔。並且又證以實際的經驗，所謂「精滿不思淫，氣滿不思食，神滿不思睡」的傳述，確定「煉精化氣」等對於修養過程上的實際效果。於是明、清以後的學習靜坐或修學仙道丹法的人，十之八、九，大都以搬精弄氣為學道的入門方法。甚至，還有較伍柳派的丹法更差一籌的道術，專門以「扐」、「扣」等類似「點穴」、「推拿」的手法，自我玩弄精神，認為便是「斬斷淫根」的無上祕訣。千奇百怪，牽強附會而著書立說，卻甚為風行。

新舊醫學養「精」觀念的異同

時至現在，醫藥的發達與醫學的昌明，已非過去故步自封的時代可比。對於氣血和精神的研究，也已各有專科，不能完全因襲舊說而漠視新知。同時，也不能一律抹煞舊學而盲目地信任新知。所謂科學，它還在「未定之天」的進境中，而正向前邁進，它不像舊的學識，一味妄自尊大地自詡為定論了。

傳統道家醫學的觀念：過去的中國醫學和從事煉養「長生不老術」的人們，認為人體內在的「精」子，便是生命最基本的要素。不但道家修煉神仙的丹法，要以「煉精」為主要的修養，所謂醫學宗祖典籍的《黃帝內經》，也以養精蓄銳為「祛病延年」、「養生長壽」的基本要務，如說：「兩神相搏，合而成形，常先身生是謂精。」又云：「冬不藏精，春必病瘟。夏不藏精，秋必病痢。……」等等，便是說明「精」與養生的重要。後來演變到道家的丹法，尤其重視「還精補腦」為「長生不老」的要務。至於如何才能做到真正的「還精補腦」？真正的「精」又是什麼東西？總是含糊不清，眾說紛紜不一。

現代醫學的見解：現代醫學對於洩精和性行為的理論，恰恰與道家的觀念相反。它認為一個正常的成年人，在相當時間和正常狀況下排洩精液，那是並不妨礙的事。如果勉強壓制性行為和忍精，反而對身體有害。而且認為由性腺內分泌的化合而產生精蟲和卵子，那是生理上的一種自然現象。如果認為壓制精蟲可以增加自身的健康和長壽，等於一種性變態心理的幻想和無知的謊言而已。這些觀念和理論，往往牽涉到「生理學」、「性心理學」、「神經學」、「荷爾蒙」等等學識，頭緒紛繁，尚未有綜合的定論。不過，一言以蔽之，絕對不會有一個純淨的獨身主義者，畢生毫無性行為的洩精（包括遺精、夢遺、手淫等），而能健康長壽地比一般人活得長久。相反的，這一類人，往往因有性變態心理的長期憂鬱，多半死於腦溢血或癌等一類病症。因此，所謂「還精補腦，長生不老。」以及「煉精化氣」等理論，在現代醫學的觀念中，簡直視為一派胡言亂語。

旁門左道的理論：但在中國三千年來的正統道家醫學之外，又同時存在有不同於「清修派」的說法。他們也認為「還精補腦」和「煉精化氣」是不易的原理。但是「還精」和「煉精」的方法，卻需要有正當而特別方法的性行為，才能真正做到「返還」與「補腦」的利益。他們的理論也根據《易經・繫辭傳》「一陰一陽之謂道」的名言而牽強附會，說得天花亂墜地搞那男女雙修的事情。唐、宋以後道教的「火居道士」（出家而有家室的道士），和唐、宋以後蒙、藏密宗一派的雙身法，都有相同類似之處。至於民間祕密流傳有關性行為之醫學，和性心理學相近的黃帝《素女經》《玉房祕訣》等「容成」、「素女」之書，也便成為他們的祕訣之一了。此外，還有專傳那些「扐」、「扣」精關點穴的手法，普遍流行。結果弄得那些學道的人，陷於性無能而稱之謂「斷慾」。甚至，因此而得胃病、吐血、鼻衄、腦溢血、神經錯亂等症，比比皆是。至於搞得氣血混濁，面黃肌瘦而生趣蕭索的，還算是不幸中之大幸呢！但是，這些丹訣道書上所說一個人的年齡和精力生長的周期性，以及在那種年齡而可作適當性行為的理論，和現代醫學的研究非常吻合。古人說：「雖小道，亦有可觀也已。」站在博學慎思的立場而言，旁門亦門，左道亦道，倒也有不可一概抹煞之處。

認識真精

那麼，「還精補腦」與「煉精化氣」等說法，完全是子虛烏有的事嗎？這又不然！我們必須瞭解了以上所提這些新舊道家和醫學上的觀念，再來討論此事，才能比較踏實。真正道家所說的元精是什麼？一言以蔽之，「生命本有的自然功能而已」。老子引用嬰兒「不知牝牡之合而朘作，精之至也」的狀態，便是很好的說明。例如一個在成長中的嬰兒，當他在睡眠的時候，絕對還沒有男女性慾的意識，但是他的生殖器卻翹起，那便表示生命本有精氣（也可稱之謂精力）的散布和生長的功能。到了孩童的階段，一旦有了性的需要和性的知識以後，當性器官發動作用時，便會引發心理的性慾觀念；或者因為淫慾的衝動，就促使生殖器翹起，心身互相影響，互為先後，並不一定。這個時候，性腺內分泌與腦下垂體內分泌等一系列的荷爾蒙，都會受到性心理的刺激而發生變化的作用。由於心理和生理（神經、血液、荷爾蒙等）互相交變，內分泌通過睪丸與子宮的刺激反應，便迅速的製成精蟲和卵子。再進而有性行為的交合作用，便會產生洩精的現象。

瞭解了這個道理以後，所謂「還精補腦」和「煉精化氣」的工夫，是指在心理上沒有絲毫慾念的狀態，但性器官卻本能地發生了作用的時候。那時只要做到絕對的清心絕慾，讓它依循生理自然的血液循環而歸於平淡，就可自然而然達到不還之還、不補之補的境界了。如果有了慾念配合性器官的作用，已經使性腺荷爾蒙和精蟲的活動發生作用以後，再來有意去採補回來，控制它而「扐」令迴轉，便會使膀胱和血液裏增加一大堆的廢物。輕則迫入膀胱，影響攝護腺等機能的嚴重負擔。重則會使心臟、肺、肝、腦神經等，發生最壞的嚴重後果。道書丹經上要人認識清楚，「水源清濁」之說，便是對這兩種現象的差別而言。

但在事實上，一般修學靜坐和修道的人，每每到了這個階段，幾乎無人能夠做到「朘作」而不引起絲毫的慾念的。即使偶然一次可以，再接再勵，由於生理的作用壓迫心理，就萬難清淨自守了。因此以「百日築基」、「煉精化氣」的工夫來說，的確便有「學道者如牛毛，成道者如麟角」的慨嘆。倘使年老精力衰竭，或者因病，或者因作那些旁門左道的工夫而使性無能，或者性腺根本失去新生的能力，因此而心理毫無慾念的，那是生機已絕，根本談不上修養鍛煉的工夫。但是，以上所說的，也只是從生理的作用而大概一講有形的精氣而已。如果再進一層而追究能生精氣的根源，那便要探索佛家所說的「心精」，才是「無上丹法」的「真精」之至理哩！

靜坐與「煉精化炁」的剖析

為了要切實認識「煉精化炁」的真正意義，首先必須要注意「精神」、「精氣」、「精力」、「氣力」、「心力」這些名辭的連鎖關係。本來在中國傳統的文化思想中，精和神這兩個名辭，也同「精」和「氣」這兩個名辭一樣，完全是獨立分開的。後來雖然把「精神」兩字連接起來成為一個專有的名辭，究竟「精神」一辭的內涵意義是指什麼，很難下一確切的定論。

到了漢、魏以後的道家手裏，特別提出「精」、「氣」、「神」三個名辭，作為修成神仙不死之藥的主要中心，那是根據《黃帝內經》和道家的《黃庭經》等而來的。《高上玉皇心印妙經》所謂的：「上藥三品，神與氣精」，便開啟後世修道煉丹者更加重視「精」、「氣」、「神」的先聲。經常有人來問「精」、「氣」、「神」這三個名辭的明確定義是什麼？實在很難解釋。但是為了較易瞭解，我就引用宇宙物理的「光」、「熱」、「力」

來作比方。「精」是生命的「熱」，「氣」是「力」，「神」便是「光」。人生的生命，如果失去了「光」、「熱」、「力」的功能，那便是死亡的象徵。

「精」、「氣」、「神」在人體生命的作用上，的確猶如宇宙物理的現象一樣，也是逐段分開，而又互相混合。「神」的主要作用，是在頭腦部分；「氣」的主要部分，是在胸腔和胃部；「精」的主要作用，是在腎臟小腹以下和睪丸生殖器等部分。其中「精」的作用，和現代醫學所謂內分泌（Endocrine）的整個系統有密切的關係。但是如果認為「氣」必然從「精」而生，「神」必然從「氣」而有，那是不通之論。如果以「光」、「熱」、「力」的道理來講，「熱」和「力」都是由於「光」的功能所產生。以此類推，「精」和「氣」的確也是由「神」而有。如果一個神經顛倒的人，他的「精」、「氣」也會自然而然的趨於虛弱了。

其次，必須要瞭解人體生命的快樂感覺——「快感」，是從「精」而有；意志的堅定和毅力的光明，是從「氣力」充沛的功能所發生；智慧的敏捷和超穎，是由「神」的定靜而來。佛家重視「修心養性」，從思維的方法改變心地，作為入手修行的根本，它的功效和成果，的確是偏向於「神」、「氣」二種，猶如道家的上品丹法一樣。但自然而然也就融會了「精」的修煉而在其中矣。宋、元以後的道家注重「煉精化氣」、「煉神還虛」的方法和程序，也等於佛家「持戒、修定、生慧」的三大原則。如果通達了它的內容，實在並無兩樣。

由此可知專執人體內部性腺內分泌的「精蟲」、「卵子」，為修道靜坐的基本，那是值得仔細研究的問題。不過，這種觀念和方法，對於體力衰弱或已過中年和將近垂暮的人來說，那又須另當別論了。總之，修道和靜坐，是一種智慧之學，它並非靠盲目的信仰和固執的偏見，可以貫徹始終的。

人的生命歸納起來，不外是「身」、「心」兩種的組合。但是生理「身體」的主要功能，歸納起來，又不外是「精」、「氣」兩種作用，它是屬於「感覺」的範圍。「心」的主要功能，一言以蔽之，都是屬於「知覺」的範圍，它是「神」的作用。過去所說的，都是依循一般「靜坐」和「修道」的路線來講，所有在「靜坐」中有關生理的反應——即是氣脈的動相，也都是「感覺」的部分。「感覺」是後天的，而且也是變化不定的。修道的成果，初步是從「感覺」入手而返還「感覺」與「知覺」，進入於渾然一體的境界。但是離開「感覺」，也就無法從事於修道。

所以必須要瞭解氣通「任」、「督」二脈，乃至全盤打通了「奇經八脈」，那也只是「感覺」所成就的效果而已。而且在「煉精化氣」的過程中，自有一番氣脈通暢的反應，跟著工夫的進境而反映不同。在「煉氣化神」的過程中，又有一番氣脈通暢的反應，自然與「煉氣化神」的工夫配合，各有不同的境界。古來「丹經」上所說的「九轉還丹」之妙，後世有人硬加牽強附會，把它配合上氣脈的關係，如何若何地轉通「任」、「督」二脈多少次，才算是合於九九之數。雖然有點過分牽強，但是拿來說明鍛煉「精」、「氣」、「神」的三部曲，每一層自然有每一層的內涵變化，倒也不可厚非。

上面講過。我們要認識「煉精化氣」的工夫時，首先須要瞭解什麼才是

「真精」，切勿完全否認了後天的「精力」作用，或誤認後天的「精蟲」、「卵子」便是「精」的絕對代表。其實，後天的「精力」，也是真精的變化。換言之，新生命的來源，與性腺、甲狀腺、腦下垂體，是有絕對的關係的。當性腺充分活動，而絲毫沒有配合意識觀念上的淫慾時，這時的確是接近「真精」的狀態。由此保持不變，由於性腺活力的充沛，久而久之，自然而然產生一股力量，走向脊髓神經的尾根，逐步逐步的向上推移，漸漸達到頭頂，刺激了腦下垂體新生的活動功能，再由上而下。這個時候所刺激反應出的唾腺，又促使甲狀腺的活動，在感覺上，心胸愉快開朗，莫可言喻。但這種初步現象，應該只能說是「督脈」在「煉精化氣」過程中的一種狀況，並非說修道的成果，僅止於此而已。工夫踏實的人，一身細胞都會起變化，細嫩透亮，那是不成問題的事。尤其在面部的肌肉和細胞，更加顯著，仔細透視，隱隱約約，自然都會呈顯出充沛的光彩。但如果紅光滿面，而肌肉的細胞並未發生顯著的變化時，那是一種歧途，要當心可能「血壓」過高。這是由於心念的執著過甚，或有「相火」游行，夾帶有色慾的嫌疑。

過此以往，跟著而來的，便是「任」脈——包括自律神經系統的打通。尤其是「中宮」胃氣的充盈，漸漸有沉沉下降的感覺。到此之時，如果能心空清淨，靜待睪丸和「會陰」（又名海底）的自然收縮，（女的便有子宮收縮，乳房發生反應的現象。）覺得如有一線力量，自前向上循恥骨之內而上衝到小腹的「下丹田」部分，與「中宮」下降的氣機相接，陡然之間，促使青春腺（腹部）的活力恢復，發生無與倫比的快感，即使男女兩性性行為的快感，也難以相比。同時這種快感，循雙腿內股而直透到兩足心和兩足趾。那時其樂融融，如飲醇醪而恬然舒適，這才算是真正「煉精化氣」初步的成就。

至於在此過程中，因為男女老幼、體力強弱、秉賦異同等種種關係，各人的變化和過程中難受的刺激，雖然因人而異，但也是必有的現象，一時說之不盡。而且「靜坐」工夫到此，還有隨時因事而退墮的可能，如不謹慎小心，又缺智慧的開發和保障，也只等於一番遊戲而已。「煉精化氣」是打開青春腺之結的一步工夫而已，絕不可得少為足，以此沾沾自喜。而且這種種情況，都是屬於「感覺」的狀態，只能說是修道的「加行」（加工）的徵信，離證道還很遙遠。如果真能達到如此境界，那麼「返老還童」和「卻病延年」，是不成問題的。

煉氣和止息

有關「煉精化氣」的大概情形，已經略如上說。接著便要講「煉氣化神」的事了。但「煉精」真能化氣嗎？「煉氣」又如何才能化神呢？這些口說，粗聽起來，好像都是言之成理，頗足引人入勝。事實上，在在處處都是問題。上文已經講過「精」非「精液」之精，現在更要說明純粹的「真氣」，也非呼吸之氣。真正講究修煉的人，只須初步借用呼吸的氣機，引發人體本自具有的「真氣」而已。那麼，「真氣」究竟是什麼東西呢？這真是一個難下定義的問題。尤其對於外國友人來講（包括西方文化的各個語文系統），更加難以說明。在西方的語文中，提到這個「氣」字，便自然要想到瑜珈術（Yoga）和Prana這個字。但這個字的涵義和道家與真正禪定工夫所謂的「真氣」，還是存有小同大異之處，並不完全一樣。如果勉強引用現代自然科學的知識來講，也可以命名它是「人體的生命能」或者比較相近。

一般學習「靜坐」或作修道工夫的人，只要在「靜坐」的過程中，發生了感覺的反應，大多數便認為是「氣機」的發動，已經有了「煉精化氣」的作用了。如果因為「靜坐」工夫的累積，這種感覺反應蔓延擴張，循著背脊部分延伸，或在胸腹部分也有了感覺，便認為是氣循「督脈」上行，已經迴轉而打通「任」、「督」二脈了。其實，只要身體健康，或者身體衰弱而稍帶病態的人，能夠長久保持一個固定的姿態而靜坐不動，或者很快或者很慢，多多少少，都會有這種感覺的反應。但這絕不是「煉精化氣」的真正功效。雖然這種過程中的反應，也是靜坐的功效，並非壞事，但對於初步的「煉已築基」而言，還是未曾打好基礎。如果對「煉精化氣」來說，更有很長的一大段距離。

氣息的神奇和奧祕

真正講到「煉精化氣」的境象，只有借用在靜坐的過程中，自然地停止呼吸的境界來做說明，較為確實。不過要做這個說明之先，對於停止呼吸的境界，必須要先做兩種必要的解釋。首先需要知道在靜坐的進度中，所謂自然地停止呼吸，用一般修道作工夫的術語來說，便叫作「止息」。在佛家四禪八定的進度中，又叫作「氣住」。在瑜珈術的修煉方法中，便是真正「瓶氣」的工夫。普通練習瑜珈術的，有意來控制呼吸而使其停止的方法，雖然也叫作「瓶氣」的工夫，但並不算是上品的成就。如果靜定工夫到達而自然地停止呼吸，那才是真正「瓶氣」的境界。所以密宗便另行命名它是「寶瓶氣」了。

其次在靜坐的進度中，因為心念的太過專一，偶爾也會覺得呼吸近於停止。當這種狀態發生時，有時就會感覺全身僵直，稍微帶有僵硬的感覺。

實際上，這是因為用意太專，漸漸促使全身緊張的關係。這種類似停止呼吸的作用，並非真的是「止息」和「氣住」的境界。嚴格說來，這是由於神經的過分緊張所致。在這種情況中，執之太過，不能放鬆返還於自然，往往會弄得心境枯槁，生機木然。甚至，更嚴重一點，便會使身體和四肢的各個關節，進入僵硬的病態。雖然並非如小說家所謂的走火入魔，但至少已經因此而得病了。如果因靜坐而到達這種境界，自我治療的唯一方法，就是要把自己的身心儘量的鬆弛，甚至，盡量哈出力氣，自我放鬆，任意進入自然呼吸，就如平常人睡眠時的狀態。這樣只須很短的時間，便可「更上一層樓」而轉進新的進度了。倘使有些用工太久的人，雖然努力施用這種方法，僵持的狀態還是依然如故，那就只有用密宗和道家的特別教授法了。

再次，倘使真正由於精力充沛，身心寂靜的效果而氣定神閒，達到「煉精化氣」的境界，必有的第一步現象，便是全身柔軟而猶如乏力一樣，再進一層，自己便會感覺到「柔如無骨」，渾身氣機在毫無覺受的狀態中普遍地充滿。孟子所謂的：睟面盎背而暢於四肢。老子所謂的：「專氣致柔能嬰兒乎」的情形，便自然地體驗到了。這個時候的境界，真可忘去身心的感受，好像天地人我，都入於渾茫一片的狀態。「丹經」道書所謂的「渾沌」，以及莊子所說的：「墮肢體，黜聰明」的實際情況，都可體驗得知確為真實，並非假設空洞的理想。如此再靜定下去，起初感覺鼻孔的呼吸減弱到了微之又微的程度，而後肺部的呼吸近於停止，小腹內在的「丹田」開始有了翕闢（收縮放鬆如呼吸）的作用。道家所謂的「胎息」或「內呼吸」，便是這種境象。再次而等到內臟各部分的氣機都充實以後，循食道喉管而上達舌尖的一系自律神經，自然的鬆暢舒適，「丹田」的內呼吸也隨之由微弱而漸至於停止的情形。這時久已沉沒在腹部的「青春腺」又恢復了活動的作用，猶如童年時期無慾無情的牽連，便自能發生無比快感的「內觸妙樂」。生殖器官隨睪丸收縮的氣機，上循「任脈」而使舌尖自然上翹，封抵了小舌頭部分，自然地停止了呼吸。這才算是「煉精化氣」初步的真正境象。

變化氣質和氣的周期

同時在此也可附帶的提到有關儒家學說「變化氣質」的觀念。在一般只講讀書求學問的人來說，能夠真正做到讀書明理，從人生日常的言語行為和待人處事之間，確切的體會到學問與知識對於修養的實際應用，做到心平氣和的，便是學問「變化氣質」的最明顯造詣。這是由心理入手，改變心性修養的路線，確實有理，一點也沒有錯。但嚴格的說來，這還只屬於「養氣」和「養心」的工夫。氣變而質仍未變。所謂質變，必須是連帶生理功能的轉變。如果只從心性修養，而不配合生理修煉到達上述「氣住神閒」的境界，那麼，所謂「變化氣質」之道，也僅屬於一句理念上的名言，而並非實際履踐的愷切工夫。

如上所說的種種，我們平常學習佛家天臺宗的「隨息」、「數息」、「觀息」和道家的「心息相依」，以及一般內家氣功的種種修煉方法，對於達成「煉精化氣」和「煉氣化神」的作用，又有什麼關係呢？關於這個問題，說來便會牽連到一般「丹經」道書有關人身呼吸的理論了。許多專為修道、修煉內丹或靜坐工夫的書籍上，有關人體氣脈的理論，大體都根據原始醫學原理的《內經》和《難經》的抽象觀念，說明氣機或氣脈在人體內部的行度和作用。古往今來，有許多學道或修煉靜坐的人，便死守這種傳述，信以為真，浪費很多寶貴的精神和時間，從事那些不切實際而太過抽象的工夫。現在在此特作聲明，以供參考。

我們過去原始粗淺的自然科學觀念，往往把許多事物，都納入古代天文數字或抽象的《易經》象數的數字裏去。所以許多「丹經」道書，也隨《內》《難》二經一樣，把人體的氣脈作用，區分為五候、六氣，和三百六十周天度數，或八八六十四卦的觀念。因此而使後世進入似是而非、迷離惝恍的影響之談中去討生活了。例如古代最早的天文學理之說，認為「周天三百六十五度四分之一」。太陽每日繞地一周而過一度，每歲紀三百六十五度零二十五刻。太陽行一周天即是一年。四歲共積盈百刻而為一紀」云云。人身是小天地，氣脈運行之數也同此規則。如說：「人一呼脈行三寸，一吸脈行三寸，呼吸定息，脈行六寸。人一日一夜，凡一萬三千五百息（分開一呼一吸而加一倍數，也只等於二萬七千息），脈行五十度而周於身。」這等於說：「呼吸氣二百七十息，脈行三十六丈二尺為一周。五十度周身，計一萬三千五百息，脈行八百十一丈。每日從寅時起復而至於卯。」於是從事修道、靜坐的人，便都根據此說而作調息的工夫。其實，這個數字的根本問題，都誤在古代測驗時辰刻漏方法的不夠標準，這種理論和數字，是大有問題的問題，不足據以為信。根據科學事實和準確醫學的經驗，人的呼吸，平均每分鐘十八次。一天廿四小時，平均共二萬五千九百二十次。脈搏平均每分鐘跳動七十二次，等於呼吸的四倍數。太陽系統的運行旋轉，也是二萬五千九百二十年為一周期，這個總數也就是各大行星回復到相同相對位置所需要的時間，所以叫作太陽的大周期（The Great Sidereal Year）。

煉氣不如平心

一個人的身心能夠在絕對靜止的狀態中，內無思慮妄想憂悲苦惱的打擾；外無動作勞力勉強的加行，不昏昧、不意亂神迷地順其呼吸的自然，過了一個晝夜的時間，所有體能的精力和氣力，便自然而然地恢復到充盈的原來狀態，猶如太陽系統各大行星在一周期回復相同的相對位置。如果能夠在這種恢復原來充盈狀態的時候，在某一「剎那」之間，呼吸往來的氣機，也就自然地「須臾」止息，達到飽和的程度。此時如能「持盈保泰」，配合心理上真正的平靜清虛，纔可真正做到「煉精化氣」和「煉氣化神」的功效了。可惜有許多修道做靜坐工夫的人，不明此理，反而執著「丹經」道書上的舊說，加上「師心自用」的謬見，拚命的在那裏一呼一吸地煉氣功，一天到晚，哼啊哈啊的「吐故納新」，認為自己在做「煉化的工夫」，真是其智可及，其愚不可及也。「由來富貴原如夢，未有神仙不讀書。」因此奉勸講究修養之士，煉氣不如平心，然後才或許能收到「窮理盡性以至於命」的成果，至於各種有關煉氣的方法和工夫，對於健康也有幫助的，種類很多，應當另作專論。

三花聚頂和五氣朝元

道家所謂「煉精化氣」的氣是什麼東西？中國醫學所謂的「氣血」的氣和「中風」的風，是否都同道家所講的這個「氣」字一樣？這些都是很重要的問題。漢代以後的中國醫學，大都把氣流的風和人體呼吸的氣混而為一，這也是有問題的。不過這些問題都是個別的專論，現在從本題範圍去討論它，一時也講不完。前文曾經提到，暫且借用現代科學術語的「生命能」，作為解釋氣的概念。換言之，也就是要學習靜坐和修證健康長壽術的人們，不要把人體口鼻呼吸的氣，以及大氣中的空氣，就當作道家或密宗所謂的氣。否則，統統落在生理的感受範圍，錯把神經和肌肉的反應當作是「真氣」的流行，那是一個嚴重的誤解。

退而言之，如果只把肺部的呼吸和生理反應的作用，當作煉氣的成果，那麼綜羅道家、密宗、瑜珈術等的各種大同小異的煉氣方法，至少有幾十種甚至一百種之多。雖然無可否認的，人體生理上的口鼻呼吸，以及部分其他器官和皮膚呼吸的作用，是修煉的基本動作和工具，但不能誤認為這就是靜坐養生或道家丹法的真諦。

照道家養生的修煉方法，真正達到「煉精化氣」的程度，那是什麼景象呢？這便須要留意道家所流行的兩句術語，所謂「三花聚頂」、「五氣朝元」。「三花」與「五氣」都是比喻的代名辭。三花即是「精」、「氣」、「神」。「五氣」，便是心、肝、脾、肺、腎；或另用五行的代號，即是金、木、水、火、土等；至於印度的瑜珈術中，卻以上行氣、下行氣、中行氣、左行氣、右行氣等叫作五氣。名辭不同，實際上都是共通的。聚頂的頂，當然是指頭頂的「百會穴」，也就是道家所謂的「泥洹宮」，密宗所謂的「頂輪」和「梵穴輪」的連帶關係。不過朝元的「元」，卻有不同的說法：有些根據醫學經脈穴道的觀念，便說這個「元」是指「關元穴」的部位，也就是一般所謂的「下丹田」，有些人卻認為這個「元」是指「會陰穴」，也就是密宗和瑜珈術所謂的「海底」。誰是誰非，從來就無確證，除非真有修煉到家的神仙肯出來當場指證，或許可息此一爭端。不過，從學理和中國文字學的詮釋，以及經驗的求證，我們認為這個「元」字是與本源的源字通用。換言之，所謂「元」，便是指原來的本位現象而已。所謂「五氣朝元」，也就是說人體內部的腑臟之氣，各歸原來的本位，充滿、和諧、均衡而沒有窒塞。我們簡略地從學理上解釋過這兩句話的意義以後，再從實證的現象來作說明。

「三花聚頂」的景象：靜坐到達精化為氣的階段，奇經八脈的通暢情況，猶如以往所說，已一步步獲得了實證。從此漸漸到達忘去身體的感覺，周身如嬰兒似的柔和輕軟，非常安適妥貼，若存若亡。此時，唯一還有感覺的便是頭腦的反應。再漸漸的靜定下去，眼前的目光便有返照的現象。到此忽然會進入幾同完全忘我的境界，只有頭頂「泥洹宮」、「百會穴」部分，感覺如天窗的開啟，如陽光的透射，豁然開朗而呈現無比的清涼之感。猶如乘虛而下的一股清虛之氣，下降而遍洒及於全身。道家丹經所謂的「醍醐灌頂」，便是形容這種境界。不過，到此程度，最怕的是學理不明，觀念不清，內心如果存有絲毫的幻想，或潛意識中存有強烈的宗教意識，可能便會心神出竅；如果再配合其他的幻覺，便有許多類似神祕性的景象出現了。對此種種境象，必須要一一掃除，不落筌蹄才為究竟。

「五氣朝元」的景象：由於以上所講「三花聚頂」景象的呈現，或者在同一時間，或在稍息之後，忽然感覺呼吸之氣自然地完全停止，周身綿軟，不藉後天的呼吸而溫暖怡適，平時所謂的內呼吸（丹田的呼吸）這時也自然的停止了。只是過了很長的一段時間，偶然的需要極其輕微的呼吸一次。此時有如在風和日麗的景象中，微風不動，水波不興，身心內外，天地人物，無一而非安於「中和」的本位，更不知道有我身的存在或無我身的存在，這些平時的感覺和思想，統統都自然地去得無影無蹤了。

靜坐或修道的實際工夫，如果真能做到如上所講「三花聚頂」、「五氣朝元」的情況，那麼，煉精化氣的基礎工作，可以說是告一段落。不過，這種基礎，可不能偶一而止的，必須要「持盈保泰」，恆常如此，而且可以自由作主的要如此便如此才算數。倘使在靜坐的過程中，偶然有過一次類似經驗，瞎貓撞到死老鼠，一見永不再見，那就不足為是。但從此要進到「煉氣化神」的境界，就必須和「道」的觀念結合，並非只屬於靜坐工夫的範圍了。

煉氣與化神

靜坐與煉神的關係最為重要，但什麼叫作神，必須先要有正確的認識。一般提到神祕學，便很容易和宗教神的觀念連在一起，或者就走入神祕的領域。宗教上的神和神祕學，在某些方面也很相近，但在作用上卻有差別，尤其對目前的神祕學來講，它已經進入科學範圍，日新月異地正在向前探索。現在純粹從靜坐而接觸到修道的境界來講，必須對中國的醫理學和道家、丹道學派的神之觀念先有些瞭解。

神是什麼東西

《易經・繫辭傳》上的神之觀念：

「神无方，易无體。」「陰陽不測之謂神。」

《黃帝內經・太素本神論》中的神之觀念：

「神乎神，不耳聞，目明，心開，為志先。慧然獨悟，口弗能言，俱見偏見，適若昏，照然獨明，若風吹雲，故曰神。」

司馬遷父子所說道家的神之觀念：

「凡人所生者神也，所托者形也。」「神者，生之本也，形者生之具也。」（司馬談）

「神使氣，氣就形。」「非有聖人以乘聰明，孰能存天地之神而成形之情哉！」

除此之外，在漢魏時代後出的道教《黃庭經》，把人體內部所有的官能，都配合上神的奧祕以外，五臟六腑與每一細胞都有一個神的存在，由此而知丹道學術中的神，它是接近科學性的，並非完全宗教性的。

氣化神的境界

在靜坐的過程中，如果真正到達了「三花聚頂」、「五氣朝元」的境界，再進一步，便很自然的要進入煉神的領域了。可是在「煉氣化神」的階段中，其中的岔途，非常的多，比起初學靜坐時「煉精化氣」的情形，更為微細難辨。而且它與精神病、神經病、心理變態等相似病症，往往互為伴侶。如非真正智慧的抉擇，可能就把神經當作神通而自我陶醉，自取毀滅。可是，也不要因此而過分擔心駭怕，照理來講，到此境界，正知正見的智慧應該自會開發，不易走入邪途才對。不過，真正智慧合道的境界，的的確確是靠本身積善的修養功行，如果平時只求個人靜坐的效果，並無捨己為人積功累德的力行培養，到此，除了比平日更為聰明以外，真正智慧合道的種籽，也很難出現的。總之，講到氣化神的境界．不但從事靜坐的人能夠真正到達的並不多見，即如道、佛兩家的丹經道書上，真正把它明白寫出的也不多見，大致描寫這種情形的，多半是用隱語或含糊其辭的說：過此以往，自有神明來告而已。

現在，我們為了結束靜坐與生理反應的變化部分，最後必須對此簡要的作一交代，然後才好轉入靜坐與心理部分的研究，因此，姑且提出煉神過程中一些比較容易體會的現象，貢獻給一般修習靜坐者的參考。

煉氣化神三問

一、怎樣才算是已進入煉氣化神的階段？

在靜坐的過程中，如果已經經歷過如上述連續所講的種種經過，真正到達了「三花聚頂」、「五氣朝元」的階段。有關生理反應的變化，除了渾身溫暖如春，祥和柔軟得猶如無身忘我，只有樂感，絕無任何稍微的苦痛反應。而且身心內外，猶如沐浴在一團光明的景象中，尤其以頭部更為強烈。此時，感覺整個的天地宇宙縮小的融於我的範圍，我與虛空渾然融成一體而不可或分的時候，便是煉氣化神的境界，就要呈現在前了。

二、真有神我出竅的事嗎？

所謂神我出竅，一般道家的丹經道書上，都有繪影畫形的想像，儼然另有一個自我的嬰兒之身，從頭頂以上沖天而起。然後又加上「十月懷胎，三年哺乳，九年面壁。」等等說法。尤其以明、清以後，伍（冲虛）柳（華陽）派的修煉方法，更加煞有介事的強調其辭。因此一般人便認為神我出竅是靜坐成功者的必然景象。事實上，這種情形，卻正是氣化神的歧途差異，自己千萬不可冒昧自信而使自己上當。

現在為了述說的方便，按照一般丹道派的觀念，先來分析神我的界限：

（一）陽神。

（二）陰神。

依照丹道派的理論和原則，真正的神我出竅，是指的「陽神」。所謂陽神，它是可以脫離這個血肉的軀殼，能夠變成有形有相的另一自我生命之存在。換言之，就是除了這個肉體以外，另外已經構成一個身外有身的另一生命之存在。一切言行舉動，都可自由猶如現在。如果只有自己感覺到另一個生命的形體，或有形相，或無形相而可以出入這個肉體軀殼之外，而別人無法看見，並且也不能接觸實體的物質境界的，便叫作「陰神」。陰神猶如夢中之身，但較夢中之身更為明晰清楚而已。倘使按照道家修煉之理論和原則，修煉到真正能出「陽神」，才算是靜坐與修道的成果。假使只把出陰神當作究竟，那還是落在普通凡人或鬼神的陰境界之生命中，並不算是究竟。

現在暫不討論出「陽神」的有無和事實問題，姑且先來討論一下出「陰神」的情況。這在一般靜坐或修道的人來講，那並不算是什麼嚴重的難題。某些從事靜坐的人，很可能在未達到精化氣，或氣化神的階段，便有此種相似的經驗。而且不做靜坐和修道的平常人來講，如果身體精神衰弱，或有某種重病將近危亡的時候，甚至，精神病或神經病、夢遊症或離魂症的患者，隨時也有類似這種現象發生。換言之，所謂出「陰神」的情景，那是和精神分裂互相毗鄰的狀態，絕對不是好現象。如果屬於神經質的人來從事靜坐，這種現象很容易發現。事實上，在靜坐的過程中，發現這種景象，往往是由心理上潛意識的作祟，配合生理氣機上行腦神經時所引起。只要深於心理的研究，能夠自我反省檢察下意識的作用，便會不被自己所迷惑了。但是世界上的人是很奇妙的，每個人的一生，很少被別人所騙，幾乎大部分的時間和作為，甚至思想和情感，都是自己被自己所騙，而且自己騙自己，騙得深深的，牢牢的。入世如此，修習出世法的何嘗不如此，說來真可一笑。

三、真實煉神的情況確有其事嗎？

我只能說：根據學理的研究，應該是確有其事的。但需要百分百的自由作主才對。換言之，只要把上面所說的：當自我身心與天地宇宙渾然一體，融化在一片光明淨境中之時，那便是正好認識自己神我的初步現象。然後再要進一步凝神聚氣，到達有無隨心，大小隨意，出入自由的程度，才能講到如何煉神，如何由靜坐而進入到修道證道的境界了。過此以往，如非德智兩足，福慧圓融的，實在無法再討論到由形而下，進入形而上的情況。

問答

老生問曰：我家人多，生活空間很小，環境不允許我另闢靜室打坐，除了睡覺的那張大床之外，實在找不出更適宜的坐位了，但是不知道是心理作祟，還是另有什麼不妥，我老覺得在床上打坐容易腰痠背疼，再不然就打瞌睡。倒是夏天席地而坐舒泰清爽得多，請問是否不得在床上打坐？

答曰：我想你睡的是彈簧床，再不然，就是厚厚軟軟的海綿墊，這種軟底的座位不適宜打坐。一坐上去，壓力不平均，身體為求平衡，下意識的就在緊張中，時間拖久，當然就腰痠背疼，再長期如此下去，毛病更加嚴重。打坐最好在榻榻米或硬木板上面，這樣壓力平均，坐得四平八穩，全身才得以放鬆。如果你要在硬板上鋪褥子，更保暖、更舒適，當然也可以。夏天貪涼，直接坐在水泥地上極不好，無形中寒氣入侵，對身體還是有害。

問曰：我覺得在有靠背的椅子上打坐比較輕鬆、舒適！

答曰：打坐時最好不要靠背，如果在散坐時，因生理過於勞倦，非要靠背不可，一定要軟的，才不會嚴重影響氣機的發動。你所以覺得背上有依靠比較舒服，可能是你太累了，或者你身體太弱了，再不然就是你太懶了。真正端容正坐的時候，任何靠背都會覺得是累贅的。

再問：打坐時，電話一來怎麼辦？家裡又沒有別人代接，不接又擔心會錯過什麼重要的事，坐中開口講話，又怕氣脈出了岔子。武俠小說看多了，下意識的受這種觀念影響。

答：打坐當然要坐透才好，就如同煮開水，一定要煮開了才能熄火。但是萬事難如人願，中途岔進來的事情，也不能不應付。開口神氣散，是道家吝惜肉身長存的小乘語，事實上並不因通電話而壞了你的道行。只是定力不足因此而增加你的散亂心。倒是你那武俠小說的觀念更害人，什麼怕走岔了氣，什麼怕走火入魔，越怕越是真的不行了。

有關心理部分請參考

《習禪錄影》《禪海蠡測・修定與參禪法要》

靜坐修道與長生不老

建議售價・220元

作　　者・南懷瑾

出版發行・南懷瑾文化事業有限公司

網址：www.nhjce.com

代理經銷・白象文化事業有限公司

412台中市大里區科技路1號8樓之2（台中軟體園區）

出版專線：（04）2496-5995　傳真：（04）2496-9901

401台中市東區和平街228巷44號（經銷部）

購書專線：（04）2220-8589　傳真：（04）2220-8505

印　　刷・基盛印刷工場

版　　次・2017年2月初版一刷

2018年9月二版一刷

2019年7月二版二刷

2021年2月二版三刷

2023年3月二版四刷

設計編印

白象文化

www.ElephantWhite.com.tw

press.store@msa.hinet.net

總監：張輝潭　專案主編：林榮威

國家圖書館出版品預行編目資料

靜坐修道與長生不老／南懷瑾著. --初版.--臺北市：南懷瑾文化，2017.02

面：　公分.

ISBN 978-986-93144-8-0（平裝）

1.靜坐　2.長生法

411.15　　105019286